U0211559

地方医学院校临床医学类专业
同质化实习教学与管理体系
探索与实践

邵　丽　著

哈尔滨工业大学出版社

内 容 简 介

本书根据高等医学教育发展现状、面临问题、应对方案,以及实习教学和管理的现状,探索出高等医学教育实践教学工作的可行体系——同质化实习教学与管理体系,并将其归纳总结为"七大体系"和"八个统一",这个体系初步应用于广西医科大学 15 家临床教学基地,提高了临床医学人才培养质量,第三方评价满意度较高,达到了预期效果。

作者本着开放、共享、交流、学习和共同促进发展的目的撰写本书,以供大家研究探讨。本书适合临床医学类专业教师和学生参考使用。

图书在版编目(CIP)数据

地方医学院校临床医学类专业同质化实习教学与管理
体系探索与实践/邵丽著. —哈尔滨:哈尔滨工业大
学出版社,2022.7
ISBN 978 - 7 - 5767 - 0306 - 1

Ⅰ. ①地… Ⅱ. ①邵… Ⅲ. ①医学院校 - 教学研究
Ⅳ. ①R - 4

中国版本图书馆 CIP 数据核字(2022)第 136539 号

策划编辑　闻　竹
责任编辑　赵凤娟
封面设计　郝　棣
出版发行　哈尔滨工业大学出版社
社　　址　哈尔滨市南岗区复华四道街 10 号　邮编 150006
传　　真　0451 - 86414749
网　　址　http://hitpress.hit.edu.cn
印　　刷　哈尔滨博奇印刷有限公司
开　　本　787mm×1092mm　1/16　印张 9　字数 164 千字
版　　次　2022 年 7 月第 1 版　2024 年 6 月第 2 次印刷
书　　号　ISBN 978 - 7 - 5767 - 0306 - 1
定　　价　62.00 元

(如因印装质量问题影响阅读,我社负责调换)

前　言

我国高等医学教育经历了社会主义革命和建设时期教育体制的初步发展、改革开放和社会主义现代化建设时期医学教育的快速扩张和中国特色社会主义新时代医学教育的创新发展三个阶段。随着我国社会经济发展和社会卫生服务要求的不断提高，高等医学教育面临新的挑战。合格的医学人才输出成了保障社会卫生事业的前沿阵地。

临床实习是临床医学类专业人才培养不可或缺的教学环节，临床教学基地作为培养医学人才的主阵地，其教学与运行管理水平直接影响着医学人才的培养质量。国家出台的《关于深化医教协同进一步推进医学教育改革与发展的意见》《国家中长期教育改革和发展规划纲要（2010—2020 年）》《关于加快医学教育创新发展的指导意见》等文件明确指出，医学院校应加强临床教学基地建设，严格临床教学基地动态管理，强化临床实践教学环节，健全教学质量保障体系，提高人才培养质量。因此，在现有条件下探究校院协同的实习教学的科学运行管理和同质化教学尤为重要。

本书从西部地方医学院校实习教学存在的实际问题出发，构建同质化实习教学与管理体系，探究实习教学、管理与效能的策略，使各基地实习条件、教学、管理、考核、质量评价等统一化、规范化、趋向同质化，缩小基地间教学与管理水平的差距，从而提升临床实习教学整体管理水平与教学质量，力求在现有条件下提升临床实习教学质量，最大限度地培养合格的医学人才。

实习教学的基本理念是医教协同，基本路径是校院合作，根本任务是协同育人。本书从学校与基地协同管理的角度出发，构建同质化实习教学与管理体系。包括分级式临床教学基地体系、实习教学组织与管理体系、标准化临床教学资源体系、规范化临床师资培养与评价体系、同质化临床能力培养体系、统一化实习考核评价体系和闭环内部教学质量保障体系"七大体系"。践行实习教学统一的临床教学基地的遴选、评估、管理标准，统一的实习教学运行管理，统一的实习环节质量标准，统一的基地教学资源标准，统一的临床师资培养与考核标准，统一的临床能力培养模式，统一的实习考核评价标准，统一的内部教学质量评估标准"八个统一"。通过构建同质化实习教学与管理体系,应用实践于 15 家临床教学基地,并取得了一定的成效。

本书是广西高等教育本科教学改革工程 2021 年度一般项目 A 类课题"基于 CBET 理念的临床医学类专业本科生临床能力培养体系构建"(编号:2021JGA150)、2022 年度重点项目课题"大数据背景下基于 CDIO 理念的临床实习智慧化管理模式构建与探究"(编号:2022JGZ116)、广西教育科学"十四五"规划2022 年度教育评价改革专项重点课题"地方医学院校医学生学业评价体系的构建与实践"(编号:2022ZJY680)、广西教育科学"十四五"规划 2022 年度教育评价改革专项一般课题"医学生课程学业全过程评价的实现路径研究"(编号:2022ZJY482)的主要成果之一。

为健全实习教学管理体系、提高临床教学质量、保障医学人才的输出、服务"健康中国",作者本着开放、共享、交流、学习和共同促进发展的目的撰写本书,以供大家研究探讨。由于作者水平有限,书中难免有疏漏之处,还请专家、学者多多斧正。

作　者

2022 年 3 月

目　　录

第一部分 地方医学院校临床医学类专业同质化实习教学与管理体系的背景及基本概念

第一章　高等医学教育发展现状、高等医学院校发展面临的问题和应对方案

一、高等医学教育发展现状

（一）政策叠加效应促进医学教育快速发展

1. 社会主义革命和建设时期，国家初步改造教育体制

为了实现高等医学教育的根本任务，培养德智体美劳全面发展的高级医药卫生人才，我国制定了教育方针和卫生与健康工作指导方针，进行领导体制改革，优化了院系、学制和专业结构，推动了教材建设和师资培养等工作，逐步形成我国自己的高等医学教育体系，满足了社会对医学教育的需求。1954 年，高教部与卫生部联合召开第一届全国高等医学教育会议，明确了医学教育事业的发展方向和任务，确定了医学教育的学制、专业设置，统一了教学计划和教学大纲。国家组织医学教育工作者开始自编教材，初步建立了教材体系。1962 年，卫生部召开了部分医药院校师资培养工作座谈会，制定了师资培养办法及制度，并要求全国重点医药院校每个教研组能有 2～3 名骨干教师。1963 年，经教育部和卫生部研究决定，分批将五年制的医疗、卫生、儿科和口腔四个专业学制改为六年制。

2. 改革开放和社会主义现代化建设时期，医学教育进入快速扩张阶段

为了在短时间内培养出高质量医学卫生人才，教育主管部门对高等医学院校进行了全面整顿改革。在教育管理体制、专业结构、人才培养、临床教学资源等方面进行了一系列改革，为培养引领世界医学发展的高层医学卫生人才打下了重要基础，使我国在全球医学教育领域的影响力逐渐增强。1982 年，卫生部出台《全国医院工作条例》，要求医院要在保证医疗质量、完成医疗任务的基础上，积极承担中高等医药院校学生临床教学任务。对医学生要确定专人负责，制订出培养计划，严格要求，定期检查考核，保证教学质量，并培养他们树立正确的医疗思想和优良的医疗作风。《医院工作人员职责》规定了院长负责组织、检查临床教学工作，业务

副院长负责中高级医学院校的临床教学任务,科室主任组织实施教学工作。1985年,教育部、中国教育工会全国委员会完善了学校管理制度,成立了国家医学考试中心专门负责卫生行业各类专业人员执业资格考试、专业技术资格考试和全国卫生系统外语水平考试等专项考试的考试设计、考务管理,其建立加强了我国医师队伍准入质量的控制,切实提高了我国医师队伍的整体素质。1990年,国家教育委员会发布《制订高等医药专科教育专业教学计划的原则和基本要求》《普通高等学校医药专科基本专业目录》《普通高等学校设置医药专科专业的原则规定》等,为我国高等医学教育指明了前进的方向。1992年,原国家教育委员会(现教育部)、卫生部、国家中医药管理局联合颁发了《普通高等医学院校临床教学基地管理暂行规定》,对承担毕业实习的高等医学院校临床教学基地的基本条件、教学管理、教学实施做出了相应的要求。1996年,卫生部科教司、原国家教委高教司下发了《关于开展高等医学院校临床教学基地评审工作的通知》,进一步规范了临床教学基地的建设标准。2008年,卫生部、教育部下发了《关于印发〈医学教育临床实践管理暂行规定〉的通知》(卫科教发〔2008〕45号),进一步规范医学教育临床毕业实习管理和实习生医德医风及职业素质教育。教育部和卫生部联合正式发布《本科医学教育标准——临床医学专业(试行)》,组建医学教育认证机构"教育部医学教育认证专家委员会"和"教育部临床医学专业认证工作委员会",正式启动了临床医学专业认证工作。2009年,《教育部 卫生部关于加强医学教育工作提高医学教育质量的若干意见》指出,实践教学是保证和提高医学人才培养质量的重要环节和必要手段。教育、卫生行政部门要进一步完善、落实各类临床教学基地的评估和认可制度,建设一批高水平的临床教学基地和社区教学基地。为保障医学临床教学质量,举办医学教育的高等学校应使医学类专业在校生数与附属医院和教学医院床位数之比达到1:1,毕业实习生生均实际管理病床不少于6张。在高等学校医学教育认证工作及教学水平评估中,要加强对临床实践教学的考察,实践教学环节不合格的学校应削减医学教育招生计划。

3. 中国特色社会主义新时代,医学教育进入创新发展阶段

党的十八大以来,以习近平同志为核心的党中央坚定不移增进民生福祉,强调人才是卫生与健康事业发展和"健康中国"建设的第一资源,将教育和保障人民健康放在优先发展的战略地位。党的十九大报告明确提出要实施"健康中国"战略,并指出建设教育强国是中华民族伟大复兴的基础工程,必须把教育事业放在优先位置。医学教育承担着培养医药卫生人才的重任,是建设教育强国、加快医学教育现代化的重要内容,是"健康中国"建设的重要基础,在促进人类健康持续发展方面有着极其重要的作用。2012 年,国家出台《关于实施卓越医生教育培养计划的意见》,提出推动高等医学院校更新教育教学观念,确定学生在教学中的主体地位,强化医学生医德素养和临床实践能力的培养;加强医教结合,强化临床实践教学环节,严格临床实习过程管理,实现早临床、多临床、反复临床,培养医学生关爱病人,尊重生命的职业操守和解决临床实际问题的能力。2012 年,教育部、卫生部印发《关于实施临床医学教育综合改革的若干意见》指出,逐步形成临床医学教育分阶段质量监控机制,确保医学生临床实习阶段的实践能力培养质量。探索建立医学生实习执照制度,为医学生临床实践教学活动提供制度保障。2014 年,《教育部等六部门关于医教协同深化临床医学人才培养改革的意见》深化临床医学专业五年制本科生培养改革。加大教学改革力度,加强医学人文教育和职业素质培养,推进医学基础与临床课程整合,完善以能力为导向的评价体系,严格临床实习实训管理,强化临床实践教学环节,提升医学生临床思维和临床实践能力。2017 年,全国医学教育改革发展工作会议在北京召开,会后印发《国务院办公厅关于深化医教协同进一步推进医学教育改革与发展的意见》,明确指出要坚持把医学教育和人才培养摆在卫生与健康事业优先发展的战略地位,遵循医学教育规律和医学人才成长规律,要以服务需求、提高质量为核心,建立健全适应行业特点的医学人才培养制度。2018 年,《教育部关于加快建设高水平本科教育全面提高人才培养能力的意见》强调建设高等教育强国必须坚持"以本为本",加快建设高水平本科教育,要牢牢抓住全面提高人才培养能力这个核心点,全过程培育以提高人才培养水平为核心的医学教育质量文化。《教育部关于加快建设高水平本科教育全面提高人才培养能力的意见》指出,加强实践育人平台建设,建设学生实习岗位需求对接网络平台,征集、发布企业和学生实习需求信息,为学生实习实践提供服务,切实加强实习过程管理,健全实践育人机制。2019 年,《教育部关于加强和规范普通本科高校实习管理工作的意见》指出,充分认识实习的意义,准确把握新时代实习的要求,规范实习教学安排,抓好实习的组织实施,加强学生教育管理,加强实习组织管理,健全工作责任体系,加强实习基地建设,推进实习信息化建设,加强实习工作监管。2020 年,《国务院办公厅关于加快医学教育创新发展的指导意见》(以下简称《意见》)明确指出,医学教育是卫生健康事业发展的重要基石,要全面优化医学人才培养结构,全力提升院校医学人才培养质量,为推进"健康中国"建设、保障人民健康提供强有力的人才保障。

(二)经济发展和社会卫生服务对高等医学教育提出更高要求

1. 随着人民生活水平的提高,需要匹配更高医疗服务标准

随着我国经济快速发展,人民生活水平日益提高,人们日益增长的高质量医疗服务需求凸显。合理分配医疗资源,使各省份的医疗服务供给能力与人口医疗需求之间相匹配已成为各省高等医学院校发展的首要目标。

2. 新型城镇化建设对于医疗资源提出了新的标准,迫切需要高等医学院校输送全科医学人才

党的十一届三中全会以来,随着工业化进程的加快,我国城镇化水平迅速提高。1978 年至 2020 年,大约有 1 亿左右农业转移人口和其他常住人口在城镇落户。城镇化率每年平均提升了 1.02 个百分点。李克强总理在国务院政府工作报告中指出,要深入推进新型城镇化,坚持以中心城市引领城市群发展。随着我国城镇化进程推进,合并人口流动加剧带来的影响,对医疗卫生资源和医学人才的需求日益增加。

全科医师是从事全科医学的医疗服务人员,主要就职于基层医疗单位和社区卫生服务机构,为广大城乡居民提供最基本的医疗服务。随着我国新型城镇化建设步伐的加快,为确保社区群众的健康,更好地发挥医疗卫生机构的护航作用,需要配备大量的全科医学人才。高等医学院校承担着为基层医疗单位培养全科医生和为各级医院培养卫生人才的双重使命,是培养能够促进地方卫生事业发展的全科医学人才的主要力量。高等医学院校需根据行业需求,为地方经济建设发展培养并输送高水平的全科医学人才。

3. 人口老龄化加紧社会卫生服务对医学教育人才培养的迫切需求

我国社会人口老龄化速度较快,21 世纪中叶之前,我国老年人口比例提升与老年人口规模增长亦步亦趋。2014 年国民经济和社会发展统计公报数据显示,我国 60 岁以上老年人口达 2.12 亿,占到总人口的 15.5%。2020 年我国老年人口比例超过 18.1%,2021 年老年人口规模达到 2.56 亿人。老龄人口数量的增加,特别是失能老人数量的增加,迫切需要医疗、保健、康复等服务和医疗卫生人才的增加。医学院校需要加紧培养小病善治、大病善识、重病善转、慢病善管的合格医学人才。

4. 疾病谱的改变及医学模式的转变增加对医疗卫生人才的需求

从疾病谱变化趋势来看,我国慢性病的患病率逐年升高,这些疾病需要长期反复治疗,需要较多的卫生服务资源。我国慢性病防治工作形势十分严峻。国务院发布《中国居民营养与慢性病状况报告(2020年)》数据显示,中国居民超重肥胖的形势严峻,成年居民超重率和肥胖率分别为34.3%和16.4%,超重肥胖也是心脑血管疾病、糖尿病和多种癌症等慢性病的重要危险因素。高血压、糖尿病、高胆固醇血症、慢性阻塞性肺疾病患病率和癌症患病率和2015年相比有所上升。生物-心理-社会医学模式的转变使得人们更加关注疾病的预防保健。为适应疾病谱的改变及医学模式的转变,高等医学院校需要培养能治疗老百姓常见病、多发病及完成疾病预防康复全程的医疗卫生人才。

二、高等医学院校发展面临的问题

(一)全国高等医学院校数量不足、分布不均匀、发展不平衡

临床医学教育承载着培养医学人才的使命,与经济社会发展和全民健康息息相关,在国家政策的支持下,在经济社会发展和医疗卫生服务的迫切需求推动下,我国医学院校得到长足的发展,数量不断增加,培养了大批高素质的医生,为维护我国人民的健康做出了巨大贡献。中华人民共和国成立之时,人民政府接管了私立医学院校,仅有高等医学院校44所,1998年设置有临床医学专业的普通高校达到133所;进入21世纪后,我国医学教育事业继续保持快速发展,2012年设置临床医学本科专业的普通高校178所,2018年全国临床医学专业本科层次184所(不含军队、武警院校),2021年临床医学本科院校达到192所。

我国的医学院校数量虽然不断增长,但是与我国的人口基数相比仍严重不足。而且我国高校分布不均衡,以2018年为例,全国各省平均有医学院校5.9所,东部地区省份平均为7.5所,中部地区省份平均为7.0所,而西部地区平均仅为3.6所。如果将人口因素考虑在内,东部地区每千万人口的临床医学专业本科院校数量为1.4所,中部地区为1.3所,而西部地区为1.1所。西部地区的医学院校数量与全国各地区相比严重不足。

目前,我国中央部属院校32所,地方院校160所,2021年全国医学院校招收临床医学本科为10.3万人,其中中央高校招生数为9 376人,地方高校招生数为94 185人,地方医学院校培养的医学生占91%。为了满足经济社会发展和医疗卫生服务的需要,西部地方院校单点招生规模扩大,28所地方医学院校招生数超过1 000人。地方医学院校平均招生人数较多,虽然可弥补医学院校数量不足的劣势,但是因附属医院等教学资源不足,过多的招生人数势必造成教学资源更加紧

张,对人才培养质量产生影响。

(二)地方医学院校发展面临巨大的困境

1. 经济发展不均衡,培养方式各异,导致临床医学教育质量不均衡

我国西部地区发展欠发达,经济总量与生产总值远低于中东部地区,而医学教育具有高投入和高成本的特点。目前我国高等医学教育经费渠道来源较为单一,政府拨款及学费收入是最主要的方式。近年来,国家对医学教育的投入显著增加,教育部直属高校医学生年生均拨款2.7万元以上,从全国"双一流"建设高校一流建设学科分布来看,向一线城市、沿海经济发达地区集中已成趋势。部署重点大学具备资金、设备等优质资源优势,且更容易招收到顶尖人才,从而形成正向循环,进一步推动其科研更好、更快发展。而西部地方高校仅通过地方财政拨款维持教学,西部各省的医学生年生均拨款仅有1.2万元,经费短缺限制了地方医学院校的发展和教育质量的提高。地方医学院校为满足不同区域、不同层次地方医疗卫生事业和健康服务产业发展的需要,存在临床医学、精神医学、麻醉学、儿科学和影像学等多种轨道并存的培养体系,多种轨道并存使得培养模式不统一,无法实现均质化培养,导致医学生水准参差不齐。

2. 临床教学资源不足,导致地方医学院校毕业实习质量堪忧

地方医学院校承担着全国90%的医学人才的培养任务,而临床教学基地是临床教学主阵地。毕业实习是医学生系统强化医学基础理论、基本知识、基本技能训练的综合性医学教育环节,是医学生从课堂走向社会、从理论走向实践、从医学生走向医生的关键阶段。地方医学院校面临临床教学资源不足,如临床教学基地不足、教学条件不一、教学理念和教学水平不同等情况。为满足教学需要,地方医学院校非直属附属医院和教学医院规模逐步扩大,导致各临床教学基地之间教学质量同质化难以保证。以执业医师资格考试的成绩为例,全国本科生执业医师资格考核总通过率长期保持在60%~70%,中央高校或"双一流"高校长期保持在90%以上的通过率,而地方医学院校学生通过率不一,最低的仅为20%。

(三)地方医学院校实习教学问题突出

1. 学校与基地的医教协同机制有待完善,临床教学管理体制有待健全

临床教学基地是临床全程教学的主阵地,承担临床课程教学、见习和实习2年半的临床教学任务。但是高校与各附属医院教学管理体制不同,对临床教学管理体制的认知和重视程度存在差异。教学是学校的首要任务,负责教学管理与指导工作;而医院以医疗和科研为主,教学工作大多与科研合并,缺乏本科教学的专门管理部门,本科教学管理人员配备不足,绩效计分低,医院层面教学管理制度或计划及教学活动管理落实不到位,督查不到位,实施不严格,后期教学质量保障体系不健全。因此,临床教学存在多头管理、效率不高等问题。为促进学校与医院间良性互动,提升临床教学质量和成效,临床教学管理体制需进一步理顺,尤其是医教协同机制亟待完善和加强。

2.缺乏同质化的临床教学基地体系,实习教学质量难以保证

由于高等医学院校不断扩招,实习生的数量逐年增加。而学校虽然制定了临床教学基地的评审、建设标准和管理办法,但是因为医教协同的机制不完善,加上三甲医院数量相对较少,为了满足实习教学需要,学校只能降低选择实习医院的标准,导致临床教学基地的教学管理、教学实施、教学条件、学生管理等标准不一。临床教学基地的教学水平达不到实践教学的要求,势必影响实习教学质量。

3.临床教学基地的教学资源存在差异,临床实习教学质量难以同质

临床教学基地对教学的重视程度不同,经费投入差异较大。大部分临床教学基地对本科教学的重视不足,经费投入不足。临床教学基地发展不均衡,基地内涵建设需由院校进一步统筹指导和推进。临床教学基地承接着本科生、研究生、规培生、进修生等的教学任务,而各层次的教学严重挤占本科教学的教学资源和教学空间,师资、教学条件、经费投入都被稀释。根据分级诊疗的实施,轻症、缓症等常见病和多发病的诊疗由基层医院承担,三级甲等医院主要诊治疑难危重疾病,导致各临床教学基地病种数量和种类严重不足,且医院没有专门设立的教学门诊和教学病床,现有的病种无法满足临床见习带教和实习带教的需求,迫使医院合组见习,影响临床教学的质量。

4.教学运行管理执行度和执行标准不一,实习教学管理难以同步同质

有些基地对临床教学不够重视,认为"医疗是产出、教学是付出",医院的教学管理水平不一。学生进入实习医院后主要由实习医院进行管理,与学校的联系大幅减少;而学校与医院的联系沟通也不够,缺少对学生的跟踪管理。客观上实习教学完全依赖于医院。如果实习医院的带教质量无法保证,医院的临床教学考核制度也不完善,对临床带教教师的教学质量缺乏有效的控制体系,临床实践教学标准不规范,临床实践教学评价体系不完善,如何能保证同质化教学?临床实习教学标准与教学评价体系的建立在全国范围内都是一个难题。由于医学技术发展百家争鸣,导致不同师承、不同地域和不同教学医院在保证临床治疗大原则的前提下,一些具体项目的操作手法和流程存在一定的差异。即使医学院校有统一的标准,因教学水平存在差异,各临床教学基地在实习教学过程中的实施、质控也存在差异,对各学科学生需要掌握的操作要求也不完全相同,这就需要进一步规范临床专业实践基地教学标准,严格统一教学运行管理体系。

5. 基地临床教学师资队伍教学水平不同,实习教学质量难统一

目前,临床师资队伍特别是实习带教师资队伍的整体水平不够高,成为影响临床实习教学质量的瓶颈。首先,带教教师队伍中,教师职称结构不合理,教学水平和带教经验参差不齐,大部分没有接受过系统正规的教学培训,且缺乏专业的教育理论知识,教学理念落后,教学基本技能掌握程度参差不齐;其次,临床教学基地提供的临床师资保障各不相同,有的基地高度重视师资队伍建设,每年用于师资培训的费用占教学投入的80%以上,但有的基地甚至不能按照实习带教的师资资格配足带教教师,而由研究生或住培生承担实习带教任务;最后,临床带教教师肩负着医疗、教学及科研等多重压力,普遍存在重临床和科研、轻教学的现象。因此,临床教学师资队伍建设和临床教学水平的提升需进一步统筹推进。

6. 实习阶段考核方式陈旧,考核标准参差不齐,实习考核难以客观评价实习教学效果

临床实习是培养实习生的临床思维能力、临床能力、临床技能操作能力、医患沟通能力的关键阶段,实习阶段的考核要紧贴临床场景,反映实习教学效果,而目前有些基地存在实习训练与实习考核脱节,考核无统一标准和客观量化指标、针对性不够突出、可操作性不强,以及临床技能考核的规范性和严格性问题、考核内容的不合理性等问题。在理论考核方面,试题的类型、内容和考核方式陈旧。在技能考核方面,由于目前缺乏科学合理的考核评分指标体系,有些基地管理工作不到位,命题的随意性较大,考核内容受出题者主观因素影响较大。另外,各基地教学水平、师资水平不同,对考核试题的评分标准理解程度不同,考核的结果也有待商榷,考核质量参差不齐,无法从整体水平上分析实习医生的培训、教学效果。在制度执行方面,缺乏严格、规范的年度考核环节。临床技能操作考核评价得分在纪律严格性、组织规范性和内容合理性方面均低于理论考核,操作考核情况不甚乐观。考核不够严格,部分医院或科室的考核内容与临床实际相脱离。

7. 实习阶段临床能力培养体系不健全,制约了实习生临床能力的习得

医学教育的目标是培养医学生临床技能、临床思维和医患沟通等临床能力,临床基本技能是处置病人必须具备的最基本能力。经调查,临床实习过程中实习生的病史采集、体格检查及相关的临床基本技能操作能力不足。表现在询问病史时思路不清、顺序不当;入院记录中诊断和鉴别诊断不能很好地体现;不善于归纳和分析病程的演变,过多依赖医疗技术检查手段,而忽视临床思维能力的训练。

8. 社会因素、考研压力和实习态度,制约实习教学质量

首先,为了减少或避免医疗纠纷,带教教师不愿让学生动手操作,加之患者也不愿让学生为自己服务,学生的动手操作机会大大减少。而越来越多伤医事件的发生,也使学生对选择医生这个职业产生了动摇,临床实习的热情降低,临床能力的培养受到了影响。其次,本科教育和毕业后继续教育衔接不畅,导致医学本科生考研热。与此同时,住院医师规范化培训制度、全科医师及专科医师培训制度等,间接导致各级医院的招聘门槛明显提高,三级医院招聘临床医师学历的要求起码在硕士研究生毕业及以上,三、四线城市医院甚至二级医院都要求研究生毕业文凭。医学生在双重压力下被迫加入考研大军,使得临床医学专业本科生把第五年临床通科实习的宝贵时间用于专业学位研究生的备考,加之实习生无法协调实习与考研的关系,迫于考研压力,专注于复习考研,而忽视临床通科实习,不愿参与临床诊疗及教学活动,把大量的时间和精力放在考研上,严重影响了临床实习的质量。最后,实习生对临床实习的重视程度不够,不能真正认识到临床实习在整个医学教育过程中的重要性。另有部分实习生受社会不良风气的影响,认为实习好坏不影响就业,无心实习,临床能力较差。

三、高等医学院校应对方案

根据医学发展现状,解决医学院校和医疗资源分布不均问题任重道远。如何在现有条件下最大化地培养出合格的医学人才,成为摆在我们面前的一个重要课题。

医学人才是卫生健康事业发展和"健康中国"建设的第一资源。医学教育承担着培养医药卫生人才的重任,是建设教育强国、加快医学教育现代化的重要内容,是"健康中国"建设的重要基础,在促进人类健康持续发展方面有着极其重要的作用。

临床毕业实习是整个医学教学过程非常重要的阶段,是培养医学生临床基本技能、临床思维、职业素质、医患沟通能力、团队合作能力的必然途径,毕业实习质量对于医学人才培养至关重要,实习教学务必要高质量、同质化。因此,保证实习教学的同质化是提高人才培养质量的关键环节。

　　本书以培养医学生的临床能力为目标,以岗位胜任力为导向,构建同质化实习教学与管理体系,包括分级式临床教学基地体系、实习教学组织与管理体系、标准化临床教学资源体系、规范化临床师资培养与评价体系、同质化临床能力培养体系、统一化实习考核评价体系和闭环内部教学质量保障体系"七大体系"。践行实习教学统一的临床教学基地的遴选、评估、管理标准,统一的实习教学运行管理,统一的实习环节质量标准,统一的基地教学资源标准,统一的临床师资培养与考核标准,统一的临床能力培养模式,统一的实习考核评价标准,统一的内部教学质量评估标准"八个统一"。促进基地实习与管理制度化、标准化和规范化,保证医学人才培养质量。

第二章 基本概念

一、教学管理

(一)教学管理的概念

《当代教学管理引论》中强调:"教学管理是学校管理者根据教育方针、教学计划、教学大纲的要求,根据教学工作的规律,运用现代科学管理的理论、方法和原则,通过计划、组织、检查、总结等管理环节,对教学的各个方面、各个要素、各个环节进行合理组合,推动教学工作正常地、高效地运转。"一些学者认为,教学管理是学校教学行政人员为完成教学任务、提高教学质量,运用一定的原理和方法,通过一系列特有的管理行为,组织、协调、指挥和控制教学工作,以求实现教学目标的过程。教学管理是学校管理者遵循管理规律和教学规律,科学地组织、协调和使用教学系统内部的人力、物力、财力、时间、信息等因素,确保教学工作有序、高效运转的决策和实施。有关学者认为,教学管理包括宏观和微观两个层次。微观层次主要是前面所说的学校内部的教学管理,这是狭义的教学管理;宏观层次是指教育行政机关对各级各类学校及其他教育机构教学的组织、管理和指导。

提高教育教学质量,既需要微观层次的教学管理,也离不开宏观层次的教学管理。但对于教学质量管理而言,从微观层次探讨的比较多。因此,我们可以认为,教学管理是依据确定的教学目标,对教学系统内外因素及教学过程进行协调和控制的活动。教学管理是一个系统,受内外环境的影响和制约。教学管理的目标是营造良好的教学环境,发挥教学资源的最大效能,实现最佳的教学效果。教学管理的目的是提高教育质量,培养能够满足社会需要的专业素质过硬且个性得到和谐发展和充分发挥的人才。

(二)教学管理的意义

教学管理是学校教学正常运行的基础。现代学校的教学活动是建立在一系列教学管理活动基础之上的。没有教学管理这一基础,就会影响正常的教学秩序,使教学工作遭到破坏。教学管理能够促进教师不断发展提高。教师专业素质和教学水平的发展提高,虽离不开科研,但更有赖于教学工作中的锻炼和提高。在学校中,教师的主要活动是教学,进行科研的目的是促进教学。科学、合理的教学管理能保证教师在教学活动中获得有益的锻炼,加速其专业素质、教学水平的发展和提高。教学管理是教学质量提高的有效途径。教学质量的高低,固然与教师学术水平高低有关,但它主要取决于教师的专业素质和教学技能技巧。只有加强教学管理,促进教师专业素质和教学技能技巧的发展提高,才能有效地提高教学质量。教学管理直接影响着学生的受教育质量和育人目标的实现。教学过程不是单向的知识传授过程,而是在教师指导下,学生德、智、体等诸多方面全面发展的过程。良好的教学管理,有助于引导教师全面认识教学工作,正确处理教与学的关系,从而保证学校育人目标的实现。

(三)教学管理的任务

全面贯彻党的教育方针,全面提高教育质量,这是学校的中心任务。

(1)确保教学的正确方向。学校要组织各级领导和广大教职工认真学习,全面理解、掌握党和国家的教育方针及上级行政部门制定的有关政策,以确保教学的正确方向。

(2)建立和维护以教学为主的工作秩序,保证教学活动的有序进行。建立正常的教学秩序,要靠学校内部的严格管理,建立和健全教学工作的各项规章制度。

(3)深化教学管理制度改革,建立科学的教学工作体系。要实现教学管理的目标,既要抓好微观工作,也要从宏观改革入手。要宣传先进的教学思想,改革教学模式,引导和帮助教师树立正确的教学观、学生观和质量观,积极实行启发式和讨论式教学,激发学生独立思考和创新的意识,切实提高教学质量。

(4)加强教学研究工作,促进教学科学化。做好教学研究,引导教师进行科学研究,鼓励、支持他们更新教学内容、改革教学方法,运用新的教学手段和技术等。

(5)充分调动教师教书育人的积极性,不断提高教学质量。分析教师教书育人的状况及影响教师积极性的各种因素,努力做好思想政治工作,客观公正地考核评估教师的业绩,建立教学优秀成果奖励制度,表彰优秀教师,通过各种方式激发教师的积极性和创造性。

二、毕业实习管理

(一)毕业实习的概念

毕业实习是医学院校教育的重要组成部分,是以培养临床医师为目的的,各专业毕业生于毕业前在临床教学基地进行为期一年的专业实习的过程。毕业实习以临床实践为主,系统强化医学基础理论、基本知识、基本技能训练的综合性医学教育环节,是医学生从课堂走向社会、从理论走向实践、从医学生走向医生的重要过渡阶段。通过毕业实习可以全面巩固、应用和升华所学知识,培养学生具备良好的医德、医风,树立救死扶伤、全心全意为人民服务的思想,培养学生临床综合思维能力,学会运用医学理论知识和技能认识疾病与防治疾病,达到能独立分析、解决临床实际问题的目的,为今后临床工作打下坚实的基础,是成长为合格执业医师的必经途径。

(二)毕业实习管理原则

毕业实习应坚持理论联系实际的原则,加强基础知识、基本理论和基本技能的训练,提高学生实际动手能力;应注重培养严肃认真、实事求是、团结协作、勤奋刻苦的优良学风;培养良好的职业道德,倡导无私奉献的精神,树立全心全意为人民服务的思想,努力适应医学模式的转变,深化医学教学改革,不断提高教育质量。

三、毕业实习教学目标

医学生在不同的临床教学基地进行为期一年的毕业实习,培养其良好的思想道德,使其具有"健康促进"的责任意识,了解影响健康、疾病和治疗的因素,解释和评估健康检查和预防措施,了解医疗质量保障和医疗安全管理体系,了解医疗卫生系统的职能及结构。具有同理心、尊重患者并提供优质服务,掌握医学伦理学的原理并会应用,遵守医疗行业的基本法律法规和职业道德,注重合作意识,树立自主学习和终身学习理念。具备自然科学、人文社会科学、医学等学科的基础知识并掌握科学方法,能用于指导未来的学习和医学实践。能够描述生命各阶段疾病的病因、发病机制、自然病程、临床表现、诊断、治疗及预后。医学生的临床能力是医学生完成临床实践工作所必备的综合素质,包括9个方面的内容:职业态度、做出医疗决策、执行医疗决策、正确处理医患关系、病史采集、体格检查、运用诊断性辅助检查、临床诊断、连续的治疗护理。以上9个方面的能力涵盖医师的交流沟通能力;病史采集、体格检查、精神状态评价和书写病历的能力;对检查结果做出正确判断并做出初步诊断,进行鉴别诊断,提出合理治疗原则的能力;掌握常见基本技能操作,紧急患者的急救处理等综合能力,与现阶段国家培养具备高素质、较强实践能力的高级应用型临床医学人才目标一致。

第二部分　地方医学院校临床医学类专业同质化实习教学与管理体系的构建

第三章 分级式临床教学基地体系的构建

一、临床教学基地分类及基本要求

临床教学基地是培养医学生临床理论与实践能力的重要场所,是高等医学院校人才培养的重要组成部分。临床教学基地是指院校的附属医院,以及与举办医学教育的院校建立教学合作关系、承担教学任务的医疗机构,主要包括高等医学院校附属医院(含直属附属医院、非直属附属医院)、教学医院、实习医院和社区卫生实践基地。临床教学基地共同完成医学生临床理论授课、见习和实习等全程临床教学任务。根据《普通高等医学教育临床教学基地管理暂行规定(教高〔1992〕8号)》,高等医学院校必须拥有至少一所直属综合性三级甲等附属医院,同时拥有一定数量的教学医院、实习医院和社区卫生实践基地,满足医学类专业在校学生与直属附属医院床位数和教学医院床位数之和的比例要求。

(一)高等医学院校的附属医院基本要求

高等医学院校的附属医院必须是三级甲等公立医院,与医学院校有隶属关系,符合标准要求,是医学人才培养主阵地,承担临床教学、科学研究、学科(专科)建设和医疗服务等职责。高等医学院校附属医院应达到以下条件。

1. 附属医院科室及病床设置

医院原则上应有 500 张以上病床,科室设置齐全,设有内科(必须包括呼吸、心血管、消化)、外科(必须包括普外、胃肠外科和肝胆外科)、妇产科和儿科,设有中医、全科、急诊科,其中内科、外科、妇产科、儿科病床占病床总数的 70% 以上。中医院应有 300 张以上病床,设置心脑血管、肿瘤、骨伤、妇科、儿科、康复等专业。儿科、妇产、肿瘤、精神病医院应有 300 张以上病床,亚专科设置齐全。口腔专科医院应有 80 张以上病床和 100 台以上牙科治疗椅。

2. 附属医院等级及教学条件

按全国医院分级标准,本科院校的附属医院应达到三级甲等水平。应具有数量、资质及学历结构、职称结构均达到标准要求的临床教师队伍。应具有一般教学仪器设备,有按每生 8~10 平方米配备的教学用房,包括教学诊室、教室、示教室、临床技能中心、图书馆或电子阅览室、学生宿舍和食堂等,拥有一定的文体场所。

3. 附属医院教学组织管理机构设置及管理

应设有专门的教学管理部门,每百名学生(含本科生、研究生和规培生)配备教学管理、学生管理人员不少于 1 名,且相对稳定,具备信息化管理条件。临床教学组织机构健全,设有内科学、外科学、妇产科学、儿科学、全科医学教研室,设有适应所设专业需求的其他临床教研室,设有专门的教学门诊和教学病床。有对应的社区卫生实践基地,不少于 3 所。教学档案管理场所和设备设施达到档案管理要求。

(二)高等医学院校的教学医院基本要求

教学医院是符合标准要求,学校与医院有书面协议,能承担包括临床理论课、见习和实习在内的全程临床教学任务的医疗机构,原则上应是公立医院。条件是:

1. 教学医院科室及病床设置

综合性教学医院应有 500 张以上病床(中医院应有 300 张以上病床),内科、外科、妇产科、儿科各科室设置齐全,并有能适应教学需要的医技科室。专科性教学医院应具备适应教学需要的床位、设备和相应的医技科室。

2. 教学医院等级及教学条件

按照全国医院分级标准,教学医院应达到三级医院水平。应具有数量、资质及学历结构、职称结构均达到标准要求的临床教师队伍。应具有一般教学仪器设备,有按每生 4 平方米配备的教学用房,包括教室、临床技能训练中心、图书资料室、食堂和宿舍等,拥有一定的文体场所。

3. 教学医院教学组织管理机构设置及管理

应设有专门的教学管理部门,每百名学生(含本科生、研究生和规培生)配备教学管理、学生管理人员不少于 1 名,且相对稳定,具备信息化管理条件。临床教学组织机构健全,设有内科学、外科学、妇产科学、儿科学、全科医学教研室,设有适应所设专业需求的其他临床教研室,设有专门的教学门诊和教学病床。有对应的社区卫生实践基地不少于 3 所。教学档案管理场所和设备设施达到档案管理要求。

（三）高等医学院校的实习医院基本要求

实习医院是符合标准要求,学校与医院有书面协议,能承担部分学生临床见习、临床实习和毕业实习任务的医疗机构。条件是:

1. 实习医院科室及病床设置

综合性实习医院的内科、外科、妇产科、儿科各科设置齐全,并有能适应实习需要的医技科室。专科性实习医院要具备适应学生实习所必需的床位、设备和相应的医技科室。

2. 实习医院等级及教学条件

有一支较强的卫生技术队伍和临床带教师资队伍,能胜任指导毕业实习、进行教学查房、修改学生书写的病历、组织病案讨论等工作。应有按每生 2.5 平方米配备的教学用房,具备图书资料、食宿等教学和学生生活条件。

3. 实习医院教学管理

需配备数量足够、能力胜任的专职教学管理人员。

（四）高等医学院校的社区卫生实践基地基本要求

社区卫生实践基地是符合标准要求,学校(或直属附属医院)与基地有书面协议,能承担面向全体医学生的全科医学教育的社区卫生服务中心和乡镇卫生院。条件是:社区卫生服务中心或乡镇卫生院能够开展社区医学概况、社区全科医疗、慢性病管理、健康档案建立和利用、健康教育、妇幼保健、计划免疫、突发性公共卫生事件处理、家庭访视(含产后访视)双向转诊、社区诊断等知识教育和现场教学。社区卫生实践基地原则上应为地市级以上示范性基地。

二、高等医学院校毕业实习基地构建原则

临床教学基地负责医学生毕业实习教学活动,是实习教学同质化的重要基础。高等医学院校应将临床教学基地建设纳入学校整体规划,制定临床教学基地建立、建设、评审及管理等规定,依据文件要求、基地构建原则、遴选程序择优选择临床教学基地,并与其签订合作协议,明确各层次基地的权利和义务。构建满足临床教学要求的三甲—二甲—社区实习的三级实习体系,形成附属医院、教学医院、实习医院和社区卫生服务中心完整的实践教学分级体系,为实习教学统筹安排和教学落实奠定坚实的基础。构建科学合理的临床教学基地评估体系、统一分级的临床教

学基地建设标准;理念协同共筑教学命运共同体,质量把关落实基地审核评估,竞赛引领推进基地内涵建设,统一规范临床教学基地管理,保证各项教学工作有同质化的临床教学基地承载与落实,使规范化和高质量的临床教学基地保证临床实习教学的同质化。

（一）基本标准与发展标准兼顾

依据《中国本科医学教育标准—临床医学专业（2016 版）》中临床教学资源的基本标准和发展标准,根据高等医学院校医学类学生的在校学生数与病床总数比小于1:1 规划临床教学基地数量,临床教学基地师资与医学生按1:6 的比例配置。

（二）目标、过程、条件相结合

统一基地入选条件,统一基地全程管理,统一基地评审标准,实现临床教学基地的同质化建设。

（三）教学相长,互惠互利

高等医学院校内部通力协作,主动为教学基地服务,提供业务指导、师资培训、科研和教育资源、学科建设等方面的支持。教学基地重视教育教学工作,认真完成各项教学任务,坚持教书育人,培养学生具有良好的医德医风和工作作风;坚持理论联系实际,重视医疗卫生的预防观念和群体观念教育,确保教学质量。执行国家有关政策,加强领导,不断提高医、教、研、管水平。教学基地带教教师在品德修养、医德医风、工作作风、业务能力、团结协作等方面做学生的表率,真正承担起卫生服务和高等医学教育的双重社会责任。

三、分级式临床教学基地设置

（一）遴选原则

高等医学院校有计划、分级、分层次建立临床教学基地,包括非直属附属医院、教学医院、实习医院、社区教学基地。为确保临床教学基地建设及不断提高教学质量,在发展教学基地时,严格按照国家及省市教育主管部门、卫生健康管理部门的有关要求,选择综合条件好、学术水平高、师资队伍结构合理、医院科室齐全并愿意为培养医学人才做工作的医院作为临床教学基地。与此同时,经省卫健委、教育厅和学校联系组织专家实地考察评估合格,学校与非直属附属医院、教学医院、实习医院和社区教学基地签订合作协议,明确各基地的权利与义务,在合作框架下开展教学活动。

（二）职责定位

统一各级临床教学基地建设标准,规范实习教学管理制度,明确各层次基地的功能任务,层层建设,持续发展,经过多年的建设与积累,各级基地教学运转状态良好。三甲医院为实习教学提供高质量的师资和实习教学条件,培养医学生规范的临床思维和技能操作,了解国内外先进的诊疗手段和技术,从预防战略出发,与城市社区卫生服务中心建立良好、稳定的业务关系,为临床医学和公共卫生实践教学的整合提供稳定的基地。二甲医院主要提供常见病、多发病病种实习,让医学生熟悉从常见病、多发病的临床症状、体征到准确诊断,以及门诊治疗到住院治疗整个疾病治疗的全过程,从动态综合发展的角度培养学生解决临床实际问题的能力。社区卫生服务中心要让医学生熟悉我国基层医疗卫生工作的特点和岗位要求,了解分级诊疗的制度要求及家庭医生团队的服务模式和技能,更好地树立"大健康观"理念,培养医学生"以人为中心"及"全周期健康照顾"的能力。

四、临床教学基地评估体系构建

临床教学基地评估是以同质化建设和高质量教学水平为目标,通过对基地教学地位、师资队伍、教学条件、教学管理、教学实施、教学改革及教学质量进行客观评价、及时反馈、系统分析,以便直观呈现教学运行状态或发展趋势的过程。通过对基地进行教学评估,可以实时、准确、有效地了解附属医院的教学基本状态,为本科临床教学的高质量发展提供信息支撑。

（一）基地评估的意义

教学评估的指标体系定位于基地的最低标准和规范要求,为开展基地的全面评估提供理论依据;遵循现代医学教育理念、方法技术等要求,推动基地优化建设,提高教学质量;形成地方医学院校附属医院评估标准,指导全国地方医学院校建设优质同质附属医院,形成标准化、规范化的附属医院评估体系,为新医科时代深化医教协同、加快推进医学教育创新发展、实施卓越医生教育计划2.0及"健康中国"战略提供重要保障。

（二）基地评估体系构建的原则

评估体系要科学合理地对附属医院进行有效评价，充分发挥评估指挥棒作用，提升评估的实效性，因此基地评估体系应遵循以下原则。

1. 找准评估方向

坚持以习近平新时代中国特色社会主义思想为指导，立足国情和区域卫生经济事业发展需要，以附属医院的建设目标和存在的问题为导向；促进高校附属医院的建设和管理质量提升；保障医学教育高质量发展，助推"健康中国"建设。

2. 把准评估依据

依据《中国本科医学教育标准—临床医学专业（2016版）》《普通高等医学教育临床教学基地管理暂行规定》《卫生部 教育部关于印发〈医学教育临床实践管理暂行规定〉的通知》等文件中对附属医院的要求；依据第二轮临床医学专业认证临床教学基地教学资源的评价要求；参考本科基本状态数据中临床教学基地数据情况；吸收各地和各高校改革实践经验；结合地方医学院校的实际情况，制定附属医院评估的指标体系。

3. 指标与时俱进

符合现代医学教育理念和医学发展要求，体现"健康中国"的时代特色；遵循医学教育基本规律；定位于地方医学院校附属医院建设和评估的最低标准及规范要求，把准区域和校际间的差异，制定与时俱进的评估体系。

4. 指标粗细有度

内容准确覆盖医院教学工作全过程与全方位；数据来源明晰客观，测算依据要充分具有指导性，定性与定量相结合，且具有可操作性；各项指标的粗细程度要合适，既要考虑全国的差异，也要避免原则性要求，以免降低可操作性和考核性。

（三）基地评估指标体系的构建

依据《中国本科医学教育标准—临床医学专业（2016版）》《普通高等医学教育临床教学基地管理暂行规定》《卫生部 教育部关于印发〈医学教育临床实践管理暂行规定〉的通知》等文件中对临床教学基地的要求，在梳理相关文献的基础上，根据评估指标选择的相关原则，组织基地的教学专家、督导专家、专业负责人、一线教师、教学管理人员集中讨论，构建包括教学地位、师资队伍、教学条件、教学管理、教学实施、教学改革与创新、教育教学质量 7 项一级指标的评估体系。一级指标下设 35 项二级指标，其中，一般指标 18 项，核心指标 17 项（以"★"标记），具体指标体系见表 3 - 1。通过这些指标与标准对基地整体的教学工作和人才培养的各个环节进行综合考察、分析和诊断，以促进基地从全局上改进工作，推动整体临床教学工作水平的提高。本指标体系以 300 分制评估医院的教学工作水平，评估结论分为优秀、良好、合格三个等级，根据评估医院与学校关系的不同，评审等级的判定标准为：

1. 直属附属医院

（1）优秀：285 分以上，其中核心指标≥180 分。

（2）良好：240 分以上，其中核心指标≥150 分。

（3）合格：210 分以上，其中核心指标≥130 分。

（4）不合格：低于 210 分且核心指标不达标。

2. 非直属附属医院

（1）优秀：240 分以上，其中核心指标≥150 分。

（2）良好：210 分以上，其中核心指标≥130 分。

（3）合格：180 分以上，其中核心指标≥100 分。

（4）不合格：低于 180 分且核心指标不达标。

3. 教学和实习医院（参与评价的指标总分 184 分，核心指标 123 分）

（1）优秀：170 分以上，其中核心指标≥110 分。

（2）良好：145 分以上，其中核心指标≥95 分。

（3）合格：110 分以上，其中核心指标≥75 分。

（4）不合格：低于 110 分且核心指标不达标。

表 3 - 1　临床教学基地评估指标体系

一级指标		二级指标	
1	教学地位(33)	1 - 1	教学规划与建设(8)
		1 - 2	教学组织与管理机构★(10)
		1 - 3	教研室(5)
		1 - 4	整体教学意识★(10)

续表 3-1

一级指标		二级指标	
2	师资队伍(33)	2-1	师资数量与结构★(10)
		2-2	师资聘任与政策★(6)
		2-3	教师参与教学情况(4)
		2-4	师资培养(5)
		2-5	教师教学能力与水平★(8)
3	教学条件(60)	3-1	教学经费★(9)
		3-2	教学床位(7)
		3-3	教学用房(6)
		3-4	学生生活设施(6)
		3-5	临床技能训练条件★(10)
		3-6	现代教育技术设施(8)
		3-7	图书信息资源(6)
		3-8	社区医学基地(8)
4	教学管理(60)	4-1	教学管理规章制度(6)
		4-2	教学基本文件(6)
		4-3	课程建设(10)
		4-4	教材建设(2)
		4-5	学生教育管理★(12)
		4-6	学业考核管理★(14)
		4-7	教学质量监控★(10)
5	教学实施(56)	5-1	专业理论教学★(12)
		5-2	临床见习教学★(12)
		5-3	实习教学★(18)
		5-4	社区医学教学(4)
		5-5	职业素质教育★(10)
6	教学改革与创新(28)	6-1	教育教学改革(8)
		6-2	教学研究成果★(8)
		6-3	科学研究与成果(8)
		6-4	特色与创新(6)

续表 3 - 1

一级指标		二级指标	
7	教育教学质量(30)	7 - 1	学生理论知识及实践能力★(15)
		7 - 2	学生综合素质测评★(15)

五、临床教学基地管理

(一)协同理念,共筑教学命运共同体

高等医学院校加强基地顶层设计,坚持"执行政策、持续跟进""优势互补、合作双赢""严格标准、分步实施""院院合一、协同创新"的原则,强化基地"以本为本"的教育教学理念和主体责任,以医教协同理念为引领,与临床教学基地形成教学资源共享、教学管理共治、内涵发展共赢的联动机制及交流协调机制、激励约束机制、师资培训机制等,依托医学院校的优势,搭建人才和学术传承、学科与专业建设协作的运行模式,建设高质量并富有内涵的临床教学基地,为每位医学生提供优质的教学条件和高质量的教学水平,建立起高等医学院校和临床教学基地休戚相关、命运与共的联动关系,全面推进医教协同,共筑临床教学命运共同体。

(二)把关质量,落实基地审核评估

医学院校制定、细化、落实临床教学基地的评审标准和评估制度。组织教学专家、督导专家、专业负责人、一线教师、教学管理人员;借助教务管理系统、临床实习管理系统和教学质量监控系统;采用科学化、长效化、常态化的评估机制及方法手段;从教学全过程入手,收集和分析临床教学基地、教研室、科室层面的临床教学管理资料、临床教学资源配备、师资培养与考核、临床教学实施、教育效果考核与评价等数据;现场进行实习生临床技能操作考核及病历书写抽评;实地走访教室、临床技能中心、学生宿舍及食堂等;召开教师、教学管理人员座谈会及学生座谈会等,进行现场测评;对教学基地的教学地位、教学管理、教学资源、教学实施、师资队伍、教育评价等方面进行全面、公正、客观的质量把关。

每五年开展一次临床教学基地评估,每年开展一次年度监测评估,每年召开一次临床教学工作研讨会,进行附属医院问题预警反馈。临床教学基地持续进行整改,形成临床教学基地"长效评估 + 年度监测 + 问题预警 + 持续改进"的评估工作

机制,为附属医院的同质化建设和高质量发展提供精准指导,促进附属医院教学水平的稳步提升。

(三)以竞赛为引领,推进基地内涵建设

医学院校为推进临床教学基地的同质化建设和内涵发展,以临床教学基地轮流承办校级临床技能竞赛为引领,逐步改善教学资源,提高教学质量,加强师资队伍建设,推动课程改革和教学方法改革。

1. 以赛促建,推动临床技能中心信息化建设

组织竞赛的目的是通过临床教学基地轮流承办校级临床技能竞赛,培养医学生临床专业技能操作的规范性及运用能力,倡导相互协作的团队精神及创新意识,提升医学生的科学精神及人文素养,以此引发教学基地对学生临床实践技能培训的重视,督促教学基地扩大和完善临床技能中心建设。竞赛试题高度模拟院外和院内场景,模拟急诊、门诊和病房等场景,贴近临床,贴近实战。竞赛形式多样,包括赛站式、赛道式及临床思维模拟计算机考核等形式,因此对竞赛场地、模拟教学平台和设备模具等提出了更高要求。为了顺利完成竞赛承办任务并展现自身良好的教学水平,承办单位不断加大经费投入,改造扩建临床技能中心,建设信息化OSCE 中心和中控室,增加购置各类功能模型和临床模拟教学设备,如虚拟内镜、宫腔镜、腹腔镜、动物腔镜、超声、介入治疗设备、临床思维训练系统等先进的设施设备;建成功能齐全的综合性临床技能培训与考核平台,为今后师生的临床技能规范教学、虚拟仿真教学及模拟教学工作奠定坚实基础。总之,教学基地通过对竞赛的准备,提高了对临床教学工作的重视度,推动了临床实践教学条件建设。

2. 以赛促教,提高教师综合素质

临床教师是临床技能竞赛选手培训、竞赛裁判和竞赛命题的主体,教师的质量代表竞赛的水平。承办基地通过严格选拔和"请进来、送出去"的临床师资的技能培训,强化以学生为中心的教学理念,巩固临床教师扎实的理论知识,培养教师精湛的临床操作技能,教学相长,以点带面,规范全院临床师资技能操作培训,统一临床技能操作标准,打造教学突出、经验丰富、责任心强的教学骨干团队。通过临床教师团队对竞赛项目、操作内容的反复研究,强化教学中的重点和难点问题,并及时将相关知识点归纳、总结、提炼,形成了富有基地特色的临床技能培训体系。通过反复的实习生技能培训与考核,多角度考查学生水平,发现教师教学中存在的问题并及时纠正,形成了一支创新能力和团队合作能力强的学习型教师队伍,教师的

教学能力、水平及综合素质均获得了提高。通过多学科教师协作的命题和多次修改,助力临床教师将相关学科的理论知识和技能运用到不同场景的病例中,模拟真实的临床病例,将临床思维融入试题诊疗方案中并融会贯通,逐步提高临床技能考核的命题水平和命题质量,培养了一批临床思维缜密的命题教师团队,助推临床教学基地的技能实践精品课程建设和临床技能教材出版问世,提高了临床教学基地师资的整体水平和综合素质。

3. 以赛促管,打造精英式管理团队

竞赛组织是一项巨大的工程。从竞赛筹备方案和工作方案的制定,到竞赛选手的遴选,培训教官团队的选聘,命题审题团队的组建,裁判专家的组成,赛场内的模型组、耗材组、统分组、技术保障组、摄制转播、考务组,赛场外的开幕式和闭幕式的会务安排、竞赛宣传、参赛人员的接待安排、后勤保障,涉及工作内容纷繁复杂,参与工作人员数量众多。统筹安排、精细分工、严格保密、有效沟通、团结合作是竞赛成功举办的关键,需要临床教学基地的领导和教学管理部门对每一环节严格把关、面面俱到、不能疏漏,各工作组严格精细分工、反复推敲、认真落实、多次演练、反复核对,确保精准无误。与此同时,基地领导、教学管理部门与学校之间有效沟通,各工作组之间及时沟通,打造全院上下目标明确,具备高效的执行力、协调力、凝聚力的精英式管理团队。

第四章 实习教学组织与管理体系的构建

一、实习教学运行管理的概念

实习教学运行管理是高等学校遵循教育教学规律,以教学为核心,综合利用并合理配置教育资源,服务于教学环节,以提高教学质量为目标的一种教育组织管理行为。教学运行管理是按照人才培养方案对教学活动实施的最核心、最重要的管理。

二、实习教学运行管理的任务

实习教学运行管理包括以带教教师为主导、以学生为主体、师生相互配合的临床实践教学过程管理及以学校和临床教学基地教学管理部门为主体进行的教学行政管理。实习教学运行管理的主要任务是依据毕业实习大纲,通过编制实习教学计划,制定毕业实习管理细则、实习教学检查实施办法、实习考核管理规定、临床教学基地管理规定、临床教学基地评审标准、临床教学基地建设与管理办法、临床教学活动规范等一系列教学文件,做好实习教学管理组织机构设置与管理、实习教学流程等组织管理工作。

教学行政管理包括两个层面:一是教学运行管理的领导体制,在学校党委领导下,校长负总责,主管教学副校长主持经常性工作,并通过职能部门的作用,统一调动学校和教学基地各种资源为实习教学运行服务,重大事项由学校党委(常委)会或办公会讨论决定;二是学校和临床教学基地两级教学运行管理机制,教务处代表学校实施学校层面的教学运行管理职能,临床教学基地负责本单位的教学运行管理。实习教学运行管理的依据和保证是教学管理规章制度,教学管理规章制度应全面、系统,确保实习教学运行管理的各个环节均有明确的标准和依据。

三、实习教学运行管理的特点

(一)专业性

实习教学运行管理是一项专业性很强的工作,必须由具备医学、教育学和管理学背景的专人负责,依据国家的教育方针政策,结合临床医学人才培养的规律和学科知识体系,参照国内外的教改形势和发展方向,合理设置教学流程,有效协调处理教学运行中出现的各种矛盾和问题。特别是在当今信息技术快速发展的时代,运用信息技术辅助管理和决策,提高管理的科学化、规范化、信息化和精细化水平,是大势所趋。

（二）周期性

实习教学运行管理的周期性特征非常鲜明,下点实习、实习考核、成绩处理等,这些工作周而复始、年复一年,每年在大致相同的时间段实施。但实习教学运行管理工作又非简单机械的重复劳动,国际形势和国家政策不断对实习教学运行管理提出新的要求,因此教学管理者必须具备敏感性和前瞻性,才能应对各种突发问题,并持续改进人才培养工作中存在的问题和不足,探寻教学改革和建设的增长点、突破口。

（三）琐碎性

实习教学运行管理有大量繁杂而琐碎的工作,如实习教学大纲的执行与监控、实习考试的组织与安排、成绩的核算与上报等,往往"细节决定成败",一旦出错就会导致教学秩序混乱等。做好实习教学运行管理工作,需要有责任心,需要具备严谨、细致的工作态度。

（四）权威性

实习计划、实习大纲等一旦排定,必须严格执行,考风、考纪必须严肃认真,教学事故、考试违纪等必须成为"高压线"。教学过程管理必须严格、严谨、严肃,强化权威性,强调执行力。严之要有据,一旦相关规定经教师、学生认可,固化为制度后,就要严格执行,不得随意变通。

（五）局限性

实习教学的主体是临床教学基地,学校对实习教学运行过程的管理需要跨越空间和隶属关系,对临床教学基地和临床科室参与实习教学的教学管理人员、教学秘书、带教教师、教学活动主讲教师等进行全程、全员教学管理与监控,临床教学基地的教学执行度、服从性差异明显,影响实习教学管理效率,因此具有一定的局限性。

四、优化实习教学运行管理遵循的原则

(一)以人为本的原则

在实习教学运行管理中,教学管理人员要把教师、学生摆在主体位置,关注他们的合理诉求和发展需要,本着服务师生的核心准则,简化烦琐的工作流程,减少各种不必要的行政审批,将师生的满意度作为衡量管理活动成效的基本评判标准。

(二)信息主导原则

实习教学运行管理因涉及实习生人数众多,且分散在不同的教学基地,需要搜集和整理庞杂的教学信息,实现信息分类和科学分析,单纯依靠人工手段是不够的,必须坚持以信息为主导,充分利用现代信息技术手段,推动实习管理活动的信息化。

(三)持续改进原则

实习教学运行管理要注重优化和规范,对管理流程进行持续改进。实习教学运行管理要围绕实习教学管理目标,重视缺陷管理,通过发现问题—找到症结—优化流程,再发现问题—再找到症结—再优化流程,实现流程的不断优化和持续改进。

(四)协同协作原则

优化实习教学运行管理应重视管理部门之间的协同和协作机制的建立,促进管理部门之间的优化重组,明晰不同部门的职能定位,完善部门之间的衔接和协作机制。要坚持目标导向,促进部门之间的有效配合,利用最少的管理资源来实现最佳的管理效益。

五、实习教学同质化组织与管理体系的构建

迎接经济全球化和高等教育国际化的挑战,必然要求对医学院校教育教学质量实施过程进行管理,这是医学院校教育质量过程管理的外部环境要求。经济的全球化使人才竞争更加激烈,因此提高医学院校教育教学质量成为社会的迫切需求。随着医学院校招生规模和专业结构的调整,出现了教学质量参差不齐的问题。而同质化实习教学运行管理,正是通过对管理学中各个质量控制点的把关,同质化

组织实习教学实施,严格控制结果的质量。

(一)健全教学管理机制,压实各级管理责任

健全的教学组织管理体系是保证实习教学任务有效组织和顺利落实的基石。医学院校与各级临床教学基地建立紧密衔接的教学组织管理体系,学校教务处专门负责临床教学管理工作,教育评价与教师发展中心负责教学质量评价工作,教学督导委员会对教学工作和教育教学质量进行督促、检查、评价和指导。学校对教学基地实习教学实施垂直管理,各临床医学院和各基地建有健全的教学管理机构,设有教学副院长,为本科教学第一责任人,全面负责教学工作;设有教务科或科教科专职负责课程教学、实习教学、临床技能教学管理和学生管理;依据临床课程设置二级学科教研室,依据实习教学管理设置三级学科教研组,教学建制统一。教研室/教研组主任、教学秘书组织实习教学的具体实施。构建统一的临床教学基地本科教学组织管理架构,即教务处－临床医学院－临床教学基地三级教学组织管理体系,各级岗位设置齐全,层级清楚,岗位职责明确。

1. 学校做好实习教学管理顶层设计

学校坚持以习近平新时代中国特色社会主义思想为指导,立足国情和区域卫生经济事业发展需要,以医学生岗位胜任力为导向;全面统筹教学管理,制定教学组织管理、课程建设管理、教材建设管理、学籍管理、考试管理、教学质量管理与监控评价、教学研究、教师发展、实践教学管理、学生管理等教学管理文件;明确各方管理职责,规范实习教学过程管理,为临床教学管理质量提升和教学改革提供宏观指导和政策保障;深入推进医教协同,保障医学教育高质量发展,助推"健康中国"建设。

教务处是实习教学管理的职能部门,负责制定各专业毕业实习的目标、规划,以及管理规章制度;组织专家审定实习计划、实习大纲、实习要求、质量标准和实习考核办法;统筹落实实习安排;统筹临床教学基地的建设、管理与评估;组织专家开展临床教学中期检查,并反馈临床教学质量;主办临床教学工作研讨会,传达教学文件、总结教学经验、互通教学信息、表彰教学先进、研讨医学教育改革的新思路;等等。

教育评价与教师发展中心是负责实习教学质量监控与评价工作的职能部门。制定一系列教学质量管理文件,明确各职能部处、临床学院、教学基地及教研室在教育监督与评价中的权责,为教学质量管理机制的有效运行奠定组织基础。

2. 临床医学院规范教学管理

临床医学院选聘学院领导、临床医学专业的教学专家、专业负责人、教师代表、学生代表、上级主管部门代表、用人单位代表、学生家长代表等组成临床教学专业教学指导委员会，直接参与指导人才培养、实习教学计划制订、实习大纲修订、教学改革、教材建设、教学管理等工作，参与决策临床实习教学中涉及的各类大小事项，充分发挥指导职能，实现实习教学管理专业化、规范化的目标，为促进临床实习教学同质化的实施提供保障。

3. 临床教学基地做好实习教学规范落实

临床教学基地根据学校文件要求，完善教学管理、学生管理、师资管理、教学评估、教学考核奖励、常规教学规程、教书育人、教学档案管理等教学管理制度，规范制订实习教学执行计划并规范开展，从教学过程和督导反馈两个维度进一步强化教学管理，将教学落到实处，以制度建设为抓手，规范临床实习教学工作，为实习教学质量提供保障。

教学副院长要强化责任意识，压实管理职责。临床教学基地分管教学副院长是实习教学的第一责任人，负责规划把关医院的建设目标，特别是本科教育教学发展规划，突出本科教学工作的重要地位，细化每年医院教学资源建设目标，将教学工作纳入医院经济管理方案，明确教学工作目标、任务，监督教育教学工作的落实情况，定期召开教学工作会议，研究部署总结和表彰教学工作。努力营造全院科教兴院意识和教学氛围，正确定位与处理医、教、研三者关系。亲临教学与管理一线，参加教学查房或听课，督导检查教学档案和实习教学过程管理，对教学检查和质量考核情况及时进行总结分析。

临床教学基地的教务科/科教科是实习教学的直接管理部门，负责完善基地的规章制度，内容涵盖教学管理、学生管理、师资管理、教学评估、教学考核奖励、常规教学规程、教书育人、教学档案管理等。制订年度教学计划和教学工作总结，做好年度教学经费预算，不断加强实习基地建设和完善实习教学条件。合理配置和规划使用教学设备、多媒体教室、示教室、学生宿舍、文体活动设施及图书等教学资源平台，按照规章制度规范化、科学化进行实习教学管理和档案管理工作。贯彻国家的教育和医药卫生工作方针，落实、执行学校下达的实习教学、培训、考核任务。组织院领导、督导员及管理人员检查各科室的带教工作和毕业实习计划执行情况。定期召开师生座谈会和教学工作会议，广泛听取师生的意见和要求，总结反馈实习教学质量和实习效果，并对教学质量进行有效的监控。负责学生的思想政治教育、实习教学、考勤管理和生活安排等工作。组织院级和校级临床技能竞赛选手的培训与参赛工作。

教研室(或教研组)是直接负责毕业实习的基层单位。教研室主任对实习质量负全面责任。指定专人(教学秘书)负责入科培训、带教安排、教学活动安排、考勤及出科考试等工作。每学期主持召开1~2次教学指导委员会会议和教研室主任会议,安排好每个月的教研室活动内容,协助医院教学指导委员会完成对临床教学的督查工作。经常检查督促内科、外科、妇产科、儿科的毕业实习带教情况,不定期地召开主管毕业实习教师及学生代表座谈会,听取、收集科室及学生对教学的意见和建议,做好毕业实习学生的理论考核及实际操作技能考核的管理工作。

教学秘书是实习教学管理的执行人。负责切实抓好毕业实习教学工作及实习生的管理,指定具有责任心、临床教学经验丰富的高年资医师带教,组织实习生入科教育,根据实习大纲,重视实习生的医学人文、职业素养、沟通技巧及"三基""三严"训练,尤其要注意全面体格检查、病历书写和常用诊疗技术操作的基本功训练,培养实习生的自学能力、临床思维能力和操作能力。定期安排病历书写培训、临床技能培训、教学查房、小讲课和病例讨论等教学活动安排及档案整理工作。对实习生进行严格考勤管理,进行平时考核和出科考核,对实习生的思想品德政治表现、学习态度、工作纪律、医疗作风、理论知识、病历质量、技术操作等进行全面评价,并将其成绩记入实习鉴定表中。实习生需及时完成实习鉴定,并妥善保管实习鉴定手册,出科时送交下一实习科室。

带教教师是实习教学的直接责任人,负责科室实习期间的学习和管理工作。依据《医学教育临床实践管理暂行规定》(卫科教发〔2008〕45号),按照实习医师管理手册的具体要求,实施临床带教工作,言传身教,以自己的模范行为为学生树立榜样。指导学生进行规范的全面体格检查和书写完整病历,并认真及时修改病历、记录病情,让实习生掌握本科室常见病的诊断、鉴别诊断和治疗。带教教师要耐心指导各项操作,严格临床技能的训练,每周对学生至少进行1次一对一的示教和临床技能操作指导。

(二)严格实习质量标准,统一实习教学运行管理

1. 统一实习教学大纲

医学院校要培养适应我国社会主义现代化建设和卫生事业发展需要的,热爱医疗卫生事业,具备良好执业道德、人文素养、扎实的临床实践能力,能独立、规范

地承担本专业和相关专业的常见多发病诊治工作,并且具备终身学习能力的医学人才。医学院校依据 2018 年教育部《普通高等医学院校本科专业类教学质量国家标准(临床医学)类》和教育部临床医学专业认证工作委员会颁布的《中国本科医学教育标准—临床医学专业(2016 版)》中临床医学课程设置、临床技能要求、职业能力要求等,调整实习轮转计划和实习大纲内容。

(1)统一临床医学类专业毕业实习科室及要求。实习科室包括内科学、外科学、妇产科学、儿科学、神经内科、传染科/感染科、急诊医学、中医学及社区等。要求学生通过临床诊疗活动,熟悉常见病、多发病的诊断和处理,学会采集病史、体格检查、书写医疗文件和一般急症的诊断、急救及处理,培养学生的自学能力、搜集信息能力、临床思维能力、创新能力及理论联系实际解决问题的能力。

(2)统一临床医学专业毕业实习时间。毕业实习 52 周,实习鉴定不少于 48 周,其中岗前培训一周,中期技能培训一周,学生在实习科室内按照二级学科进行分组轮转,依次完成实习任务,实习安排见表 4-1。

表 4-1 临床医学专业毕业实习安排表

实习科目	实习时间/周	实习科室	实习时间分配/周
岗前培训	1		1
内科学	13	心血管内科	3
		呼吸内科	3
		消化内科	3
		医院特色科室一	2
		医院特色科室二	2
外科学	12	普外一	3
		普外二	3
		骨科	2
		医院特色科室一	2
		医院特色科室二	2
妇产科学	6	妇科、产科	6
儿科学	6	儿科	6
神经病学	2	神经内科	2
传染病学	2	传染科或感染科	2

续表 4-1

实习科目	实习时间/周	实习科室	实习时间分配/周
急诊医学	2	急诊科	2
社区实习	2	社区	2
中医学	1～2	中医科	1～2
选修实习	1		1
总计	48		48

2. 统一实习教学各环节质量标准

统一临床技能操作规程及评分标准。各基地统一按照学校临床技能培训教程,制定内科、外科、妇产科、儿科、传染科、急诊科、护理等70余项基本技能操作规程及评分标准,同时规范技能操作培训要求,每8～10名实习生配1名指导教师全程指导规范操作。

统一实习教学活动规范。各基地按照学校统一的实习教学活动规范,统一教学查房、小讲课、病历讨论、病历书写等教学活动规范和流程,统一实习带教资质、教学查房主持人资质、小讲课主讲人资质、病历讨论主持人资质及临床技能培训与考核教师资质;统一带教师资的遴选原则和流程;统一规范教学活动、病历书写要求等实习质量标准,明确各学科学生需要掌握的操作项目及具体要求。

3. 统一实习教学过程管理

加强实习管理是保证实习质量的重要环节。学校依据临床医学类专业实习大纲,制订统一的专业实习计划,内容包括实习科室轮转、实习时间、实习要求和实习考核要求等。根据各临床教学基地的教学条件、师资力量、科室设置、教学水平、住宿床位和学习场所,以及学校的办学实际等情况落实实习医院。以临床教学基地教学条件为依据,特别是住宿床位情况,对实习生人数、男女比例等做出合理安排,并统一分配实习生到各临床教学基地。

统一组织实习生动员大会。组织医学生学习学校实习管理文件,明确实习计划、实习要求和考核要求;组织学生进行纪律与道德教育、法律与安全教育,树立良好的医德医风和全心全意为病人服务的思想;学习实习医师职责,强化医学生救死扶伤、大医大爱的职业素养;开展如何处理考研与实习冲突的专题讲座;等等,帮助实习生理解实习的重要性。

统一教学基地的实习生岗前培训内容与考核要求。临床教学基地组织学生学习教学基地的规章制度和门诊、病房工作制度等;学习《实习医师职责》《实习医师守则》等有关实习工作的文件;介绍毕业实习的组织管理和带教计划;按照学校的岗前培训大纲组织开展培训与考核工作,技能操作培训要求每8~10名实习生配1名指导教师全程指导规范操作,并逐一进行规范操作考核。

统一实习轮转安排。统一二级学科轮转安排并具体落实到各临床科室和教研组,召开科(组)主任会,布置带教任务,落实教学秘书和带教教师,分配实习生分管床位,安排学生进科室实习。

统一入科教育内容和要求。入科教育内容包括本科室掌握的常见病病种、常见技能操作、病历书写规范、手写大病历数量(内科10份,外科8份,妇产科3份,儿科4份)、实习考核、实习纪律、医生日常工作程序、病房环境、各项治疗设施的放置等内容和要求,介绍科室的基本情况和要求,进一步明确实习生守则、实习医师职责。

统一教学活动开展频次和要求。临床教学基地依据临床教学活动规范,临床科室每周开展一次教学查房,主持人由临床经验丰富的副高或以上职称的医师担任;每两周开展一次小讲课,授课教师由教学经验较丰富的中级或以上职称的医师担任;每两周开展一次病例讨论,主持人一般由教学经验较丰富的副高及以上职称的医师担任。

统一实习生日常管理。临床教学基地定期组织实习生进行政治学习,加强政治思想及医德、医风教育,提高思想觉悟。不定期召开带教教师座谈会,交流带教经验,解决带教过程中出现的问题。召开学生座谈会,了解学生的实习情况,定期检查实习教学执行情况;带教教师记录实习生考勤,指导实习生进行临床诊疗和临床技能操作,按照病历书写规范对实习生手写大病历进行规范批改等。

(三)规范实习教学档案管理,做好关键环节档案存档

教学档案是在教学管理和临床实践活动中直接形成的具有保存价值的文字、图表、声像载体材料。教学档案是衡量学校教学管理水平和教育质量的重要标志之一,是高等学校档案的主体、核心和重点。

1. 实习教学档案管理的特点

(1)分散性。教学档案来源于教学基地的教、学、管三个方面,许多材料分散在各个教学管理部门及教师、学生或管理者手中,材料往往是分散的、不集中的。

(2)复杂性。涉及实习教学工作的方方面面,既有实习大纲、实习名单,又有

实习计划、实习安排,还有教师管理和学生管理等。

(3)周期性。实习教学活动是以学年为时间划分的周期性活动,实习教学活动的周期性决定了教学档案的周期性特点。

(4)系统性。实习教学是有计划、有组织、有目的的活动,教学活动的规律决定了教学档案必须围绕教学活动的主线进行系统的收集、整理、分类、归档。

2. 实习教学档案管理的基本原则

临床教学基地依照学校的教学档案管理规定制定本院的教学档案管理办法,明确归档材料目录;各教学基地管理部门和临床科室业务部门应明确一名分管档案工作的负责人和配备相应专(兼)职档案人员,统一管理本单位、本科室的教学文件材料,并按期向学校档案部门办理移交。实习教学档案管理实行"三纳入",即纳入教学计划、规划,纳入教学管理制度,纳入各级管理人员岗位责任,作为考核教学质量和管理水平的标准之一。下达实习任务与提出教学文件材料的归档要求同步;实习教学检查、鉴定教学质量与检查教学文件材料形成积累情况同步。反映教学管理、教学实践活动的全过程,保证完整性、准确性和系统性。遵循其自然形成规律,保持有机联系,符合教学管理和教学实践活动的成套性特点。

3. 实习教学档案管理的内容

(1)理顺管理体制,成立组织机构。健全学校—临床教学基地—临床科室三级教学档案管理体制,成立学校和临床教学基地教学档案室或综合档案室,负责教学档案的集中统一管理,并配备专人负责,统一管理本单位、本科室的教学文件材料,并按期向学校档案部门办理移交。

(2)编制归档目录,完善管理制度。学校编制适应实习教学工作特点的三级教学档案目录和明细的归档范畴,并制定教学档案管理细则,规范档案工作的各环节。学校在下达教学任务的同时,应提出教学文件材料的归档要求;在检查实习教学工作时,应检查实习教学材料的形成积累情况;在教学管理考评时,应考评教学档案管理工作。

(3)组织档案收集整理,确保及时完整。实习教学档案的收集整理是教学档案管理的起点和基础,收集整理工作的好坏,直接影响着教学档案的完整性和质量。因此,实习教学档案应定期组织、系统收集、准确鉴定、科学整理、安全保管,保证档案材料的有效利用。

第五章　标准化临床教学资源体系的构建

一、教育资源的内涵

教育资源(teaching resource)是指高等医学院校在教学中所依赖和使用的资源。教育资源是维持高等医学院校教育生存和可持续发展的基础,医学人才的培养离不开教育资源的投入和使用。根据《中国本科医学教育标准—临床医学专业(2016版)》关于教育资源的论述,教育资源包括高等医学院校的教育预算与资源配置、基础设施和临床教学资源等基本内容。基础设施应包括多媒体教室、讨论室、实验室、临床技能中心及设备、临床示教室、图书馆、信息技术和网络资源,以及学生宿舍、食堂、文体活动等设施。临床教学资源包括临床教学基地的病床总数、教学设施设备、环境、患者和病种数量等。

二、教育资源管理

教育资源管理(teaching resource management)是指高等学校在教学资源的获取、保持、利用和开发等方面所进行的计划、组织、协调和控制等活动。高等医学院校应科学规划教学资源的开发、建设和利用,既要立足当前的教学需求,又要适当前瞻,适应未来的发展趋势和教学改革的需要;根据医学教育目标和医学教育规律,构建标准化临床教学资源体系,合理配置教学资源,规范管理流程,科学组织,合理利用,发挥教育资源的最大作用。标准化教育资源体系是用最优标准设计教育资源框架、科学规划临床资源规模、完善临床教学资源内容;实现教育资源标准化、教育资源管理合理化,以教学为中心,实现教育资源的完善与发展。

教育资源具有稀缺性,而需求又有无限性,进行资源管理就是要解决这两者之间的矛盾。目前高等医学院校的资源配置分为两个层次,较高层次是指教育预算与资源配置、基础设施和临床教学资源高效服务于医学人才培养,其合理性反映在如何使每一种资源有效配置于最适宜的使用方向或使用方面;较低层次是指在资源分配方向既定的条件下如何组织并利用这些资源,其合理性与最优性体现在如何有效地利用它们,使人才培养处于最佳的培养阶段,让资源尽可能发挥最大作用。

三、高等医学院校教育资源基本标准

临床医学专业认证标准要求,高等医学院校的教育资源必须有可靠的经费筹措渠道和稳定的教育经费来源,教育经费与资源足以支持完成医学教育计划,实现学校的办学目标,且可以支持对医学教育改革和发展的探索。高等医学院校要确保课程计划得以实施;能够提供安全的学习环境,保证师生和患者的安全;能为学生提供进行临床模拟训练的场所和设备;要定期更新、添加和拓展基础设施以改善学习环境,使其与开展的教育项目相匹配;更新并有效利用临床模拟设备,开展临床模拟情景教学。高等医学院校要确保足够的临床教学基地和资源,满足临床教学需要,医学类专业在校学生与病床总数比应小于1∶1;且有足够的临床师资对学生进行临床实践指导。持续评价、调整并更新临床教学资源,以满足教学与社会卫生服务需求。

四、标准化实习教学资源体系的构建

教育资源是高等医学院校本科教学运行的基本保障。医学院校依据《普通高等医学院校临床教学基地管理暂行规定》《中国本科医学教育标准—临床医学专业(2016年版)》《住院医师规范化培训基地认定标准(试行)》《国家临床教学培训示范中心建设指南》,以及医学院校的《临床教学基地管理办法》《临床教学基地评审标准》,构建标准化的临床教学基地的教学经费、教学床位与病源数、教学及生活设施、临床技能中心、信息化建设、社区教学基地等教育资源体系,统一临床教学基地的发展标准,为医学人才的同质化培养提供基本支撑。

(一)健全经费保障制度,经费优先投入教学

医学院校坚持经费优先投入教学的原则,重视制度建设与管理,建立健全教学经费管理及保障制度,在年度预算中优先安排实践教学经费,用于临床教学基地的建设,临床师资和管理人员的培训、能力培养与考核,实习生考核和临床技能竞赛等,并不断规范经费的使用与管理。

临床教学基地制定教学经费管理办法和津贴发放制度,并科学合理分配经费,将本科教学列入经费投入重点,每年投入的教学经费大于业务收入的0.8%,专款专用,主要用于教学用房、教学仪器设备更新、临床技能中心改造升级、教学模具的更新,以及学生宿舍等教学条件的改善,教师及教学管理人员的教学津贴和课酬、

教学奖励和临床师资培养培训、教学会议及教学活动开支等,项目经费分配合理,经费管理规范,保障教育教学需要。

（二）合理优化科室设置,保障教学病床病种数

临床医学的教育目标是培养医学生掌握常见病、多发病的诊断、治疗、预防、健康促进、康复、临床思维和解决问题的能力,临床教学基地的科室设置与病源病种数是保障实践教学质量的基础。临床教学基地依据基地评审标准不断优化科室设置,科学合理安排病床数,保障内科、外科、妇产科、儿科四科床位数占全院床位总数的70%以上,根据《三级综合医院评审标准实施细则》(2020版)的要求,各基地收治病种数量按照 ICD - 10 四位亚目数量分类,病种达1 500余种,实习常见病种数完全达到教学大纲要求。根据三级科室病床数,合理布局住培生招生和本科实习接收,保证内科、外科、妇产科、儿科,特别是呼吸内科、消化内科、心血管内科、普外(包含肝胆外科和胃肠外科)本科实习生轮转的科室人均病床数达到10张;生均实际管理床位6~8张。为了满足教学需要,基地的内科、外科、妇产科、儿科的三级学科各病区均设有2~4张教学病床,专门收治教学需要病种病人,有教学床位管理制度和诊疗费优惠政策,有效保障实习教学的病床病种数。

（三）合理配置教学用房,丰富学习生活设施

实习教学用房数量充足,设备设施配备齐全,满足实习教学需要。各基地建有不少于60个座位的多媒体教室2间以上,50个座位的自习教室至少1间;每个病区均配有示教室,面积不少于50平方米,用于实习生教学查房、小讲课或病例讨论。各病区均有供实习生学生使用的教学诊疗室、学生值班室,保障实习生正常使用。直属附属医院本科生住宿床位数达600张,非直属附属医院本科生住宿床位数达300张,教学医院本科生住宿的床位数至少60张。水、电、衣橱、桌凳等生活设施齐全,安全设施齐备。有职工或学生餐厅,饭菜供给及时,价格合理,学生满意度高。有学生文体活动场所,能正常使用,器械设备能够满足需要,并安排相应的文体活动。

（四）立足临床能力培养,统一技能中心建设和管理

学校以"临床能力培养"为主线,将"临床模拟手段"和"临床真实手段"有机结合,以"三基""三严""三早"教育理念全程指导临床教学基地开展临床技能教学。学校指导临床教学基地的技能中心实行"六个统一"的管理模式,统一技能中心建

设标准、统一安排实习教学任务、统一协调临床教学师资、统一规章制度、统一技能操作规范、统一技能考试标准,实现了实习教学同质化和高效管理。临床教学基地按照学校统一技能中心建设标准开展建设。在学科布局上,涵盖诊断学、医学影像学、外科学、内科学、急救医学等 12 个学科。在空间布局上,要求技能中心面积大于 600 平方米,独立设置内、外、妇、儿科学技能室;模拟教学区设有模拟手术室、模拟产房、模拟病房、模拟 ICU,OSCE 考站要求不少于 10 站且配备信息化中控室的信息化考试中心。在功能布局上,具备基本的 34 类教学模具,设备值至少 500 万元;在数量上,保证技能培训每 8~10 名学生一个模具,满足实习教学出科技能 5站式考核和毕业综合技能 9 站式考核需要;模拟教学模具能满足院级和校级临床技能竞赛承办、区级和国家级选手培训,以及承担临床医学专业水平测试技能考核模拟培训和考核需求。临床技能中心教学模具基本配备见表 5 - 1。

表 5 - 1　临床技能中心教学模具基本配备一览表

序号	教学模具名称	序号	教学模具名称
1	检查床	18	测量腹部皮下脂肪厚度的卡尺
2	体检器材(包括卷尺、直尺、手电筒、台式血压计、听诊器、棉签、免洗消毒液、叩诊锤、体温计等)	19	小儿模拟人
3	胸穿模具及胸穿包	20	乳房检查模型
4	腹穿模具及腹穿包	21	躯干模型
5	腰穿模具及腰穿包	22	换药包
6	骨穿模具及骨穿包	23	脂肪瘤切除模型
7	心肺听诊模型	24	皮肤切开缝合模型
8	腹部触诊模型	25	妇科检查模型
9	婴儿量床	26	孕妇检查模型
10	婴儿磅秤	27	产科检查器械
11	静脉注射模型	28	深、浅打结模型
12	隔离衣	29	儿童骨穿模型
13	心肺复苏模型	30	阅片机
14	计算机	31	高端模拟人(可选)
15	气管插管模型	32	耳内检查模型(可选)

续表 5 - 1

序号	教学模具名称	序号	教学模具名称
16	血压计及不同型号的袖带	33	动脉穿刺模型
17	外科消毒模型	34	骨折固定模型

（五）共享教学资源平台，丰富信息化教学资源

学校层面延伸资源平台到临床教学基地，临床教学基地提供便捷的网络使用环境，用活资源平台并实现信息化教学管理。学校图书馆的电子资源，为基地学生提供便捷的、全天候的中外文期刊全文、题录文摘及电子图书的查询、浏览和下载服务。基地借助学校中国大学 MOOC 平台、清华在线教育平台、智慧树精选课程平台、超星泛雅教学平台、虚拟仿真实验平台等在线教学平台，利用智慧教学工具开展线上临床课程、临床技能和临床思维教学，将"教"与"学"从线下转移到线上，从课内到课外，实现学生在线学习、在线讨论、医学虚拟实验及在线考试。学校的网络试题库、考试系统和评教系统，支持基地学生自主学习、自我评价和自我发展，促进其终身学习能力的培养。临床教学基地诊疗平台、病案库等学习资源平台，为学生提供在线查阅病案信息等服务。模拟训练平台和临床思维训练平台等模拟教学平台为学生提供临床技能操作训练和临床思维培养的平台。OSCE 考试管理平台通过模拟临床场景来测试医学生的临床能力。

（六）夯实全科医学理念，统一社区基地建设与管理

社区卫生服务是以人的健康为中心、家庭为单位、社区为范围、需求为导向，以妇女、儿童、老年人、慢性病人、残疾人等为重点，融预防、医疗、保健、康复、健康教育、计划生育技术服务等功能为一体的基层卫生服务。社区卫生服务实践教学是医学生临床实习教学的重要环节之一。医学生在社区完成常见病、多发病的诊疗、护理和诊断明确的慢性病治疗、管理，以及社区现场的应急救护、康复医疗等；在健康教育、预防、保健等社区预防服务过程中，让医学生了解国情社情，转变卫生服务理念和培养全科医学观念；培养医学生的社会责任感和使命感，树立为病人服务的思想；增强医学生的沟通、交流、协调能力和团队合作精神。

为了实现社区卫生实践教学目标，各临床教学基地要严格遴选社区基地。社区基地必须是县级以上卫生行政部门批准设置的社区卫生服务中心或乡镇卫生

院、疾病预防与控制机构;全科医学诊断、健康教育、预防保健、康复等临床科室设置齐全,功能完善,能满足医学生的社区医学实践教学需要;师资队伍结构合理,能完成医学生的卫生信息管理、健康教育、计划免疫、慢性病预防控制,以及妇女、儿童和老年人保健等实习带教任务,并完成小讲课等社区医学实践教学任务。经过遴选,形成每个教学基地不少于两家稳定优质的社区医学实践教学基地,签订教学合作协议;教学基地加强对社区卫生基地建设、培训、管理和教学质量监督工作,学校对教学基地的社区教学进行全程实习教学质量监控。

第六章 规范化临床师资培养与评价体系的构建

"健康中国"、教育强国建设及医学教学创新发展指导意见对医学教育高质量发展提出了更高要求,临床实践教学是医学教育的重要组成部分,其培养对象主要是临床医学类专业学生。而临床实习带教师资承担着实习教育的主体责任,其教学水平和专业素质是决定临床实习教学质量的关键因素。为了保证实习教学质量的统一,学校统一带教师资的遴选原则和流程;统一实习带教资质、教学查房主持人资质、小讲课主讲人资质、病历讨论主持人资质及临床技能培训与考核教师资质;统一临床带教师资的培养和考核过程,形成具有地方特色的临床师资培养体系。

一、师资队伍建设的标准

高素质的师资队伍是高等学校发展最重要的资源,是决定一所大学核心竞争力的关键所在。临床医学专业认证标准要求,医学院校必须制定和实施教师资格认定制度和教师聘任制度,确保师资适应教学、科研、社会服务的需求,在制定教师的聘任政策时考虑人员经费和资源的合理有效利用,以利于教学、科研和社会服务均衡发展。根据学校的目标定位和办学规模,配备数量足够、结构合理的具有教学资质的教师队伍。聘任教师时应设定其职责范围,并确保职责范围内教学、科研和社会服务之间的比例与平衡。阐明教师在教学、科研和社会服务方面的业绩标准,定期对教师的业绩进行评价。有相应的机制保证教学业绩的评价结果在职称评定、职务晋升、岗位聘任等环节发挥作用。

二、师资队伍建设的原则

高校要树立人才资源是第一资源的观念,切实把教师队伍建设摆在院校建设的核心位置。努力营造既能发挥个体的主观能动性,又有利于发挥群体协作攻关整体效能的软环境,充分调动教师的积极性和创造性,增强教师的凝聚力和向心力,作为制定各项政策、制度的出发点和落脚点。

高校要树立正确的师资队伍评价选用观念,切实把德才兼备、具有发展潜力的优秀师资吸引、安排到适宜的岗位。要重视教师的资格准入和待遇,建立竞争激励机制,合理设岗、选拔竞聘、择优任用并严格考核评估教师的德、能、勤、绩;坚持按需设岗、科学设岗,明确岗位职责,界定岗位工作量、工作质量及建设任务等,带动和促进教师的良性发展。

三、规范化临床师资培养与评价体系的构建

(一)强化顶层设计,坚持规划先行

学校设立临床师资培养与评价的职能部门,制定临床师资准入、培训、培养、聘任与考核的管理办法,设定其职责范围、业绩标准和考核评价要求。制定师资发展专项规划,明确师资队伍建设目标、建设任务和实现举措,统筹推进学校临床师资队伍建设。根据临床教学需要编制人才需求计划,不断拓展临床教学基地师资的选聘,通过整合学校和临床教学基地资源、加强临床师资培养培训,实施附属医院师资队伍建设定期培训、考核评价制度,全面推进师资队伍建设。

强化师德师风建设,履行立德树人职责。建立健全师德师风建设长效机制。全面贯彻落实全国高校思想政治工作会议精神,通过加强师德制度建设,研究制定临床教师职业道德规范、科研道德与诚信规范、职业师德考核办法,规范临床教师行为,完善师德考核的评价制度,把师德规范的主要内容具体化、规范化。师德考核实行一票否决制,并将考核结果作为临床教师年度考核、职务聘任和评优评先的重要依据,以制度和机制保障师德师风建设。

(二)把好临床师资准入关,严格教师和教学资格认定

(1)教师资格认定。医学院校每年组织新入职教师参加高师中心教师岗前培训,培训内容包括《高等教育学》《高等教育心理学》《高等学校教师职业道德修养》及《法律法规》,并要通过普通话水平测试二级乙等或以上水平。参加教师资格全省统考,考试合格颁发岗前培训合格证;对新进教师进行资格审查、思想品德考察,综合评定是否具备教学基本素质和能力,对取得岗前培训合格证的人员进行师德师风专项考核和微格教学能力培训与考核,考核合格者可申请认定高校教师资格证书。

(2)教学资格认定。为确保临床教师更好地履行教书育人职责,医学院校由教师教学发展中心负责组织新进教师进行教学策略和专项教学技能深度培训,完

成规定学分学习,培训后进行带教观摩,组织带教考核,考核合格者下发教师教学能力合格证。①实施教学导师制。教研室给新入职的职工及无教学经历的教师配备副教授及以上职称的资深教师作为教学导师,在教学、科研、职业发展等方面进行不少于1年的指导。②实施听课制度。新入职教师跟班听课不少于50学时。③实施带教试讲制度。新入职1年内的职工及无教学经历的教师开展集中试讲,对试讲合格者进行教学效果评价,学校派专家帮扶考核。④明确教学培训的学分要求。新入职教师教学能力培养学分只有平均每年不少于6学分,才具备承担教学任务的资格。⑤在教学准入方面,实习带教师资必须由主治或有3年以上教学经历的高年资住院医师担任,教学查房、小讲课和病例讨论的主讲教师必须由副高及以上职称教师担任。

(三)规范教师能力培养,完善教师能力评价

1. 教师聘任

医学院校贯彻"公开、平等、竞争、择优"的聘任原则,坚持德才兼备的用人标准,明确教师教学、科研业绩考核指标和相应聘用条件,严明考核工作程序,确保聘任教师质量。全面推行实施岗位设置和全员聘任工作,制定教师岗位聘任办法,推进定编定岗定责全员聘任改革。规定教师必须承担一定数量的教学任务,连续两年没有为本科学生授课的教师,转岗至其他岗位。达不到基本教学学时或学生反映教学效果差的教师不能晋升教学科研及教学为主系列的高一级职称。通过定量与定性结合、区别对待、分类管理的多元化职称晋升制度客观、系统地评价教师的综合素质,激励教师积极投入教学。健全聘任组织,成立二级单位专业技术职务评审和聘任委员会,积极发挥基层单位的考核管理职能。进一步完善评审和聘任程序,包括个人申报、基层单位推荐、教学水平评价、述职答辩、二级单位专业技术职务评审和聘任委员会确认通过,学校高级职称评定委员会审议,认定相应专业技术职务。卫生技术岗位临床教师可晋升其他教学相关岗位专业技术职称,即临床教师主任医师达到相应条件可晋升教授,副主任医师达到相应条件可晋升副教授。

2. 教师岗位职责

为突出教师教书育人的第一职责,医学院校规定了不同级别教师的岗位职责。制定教授、副教授给本科生授课制度,将教授、副教授为本科生上课作为职称晋升、岗位晋级的基本要求,要求教授、副教授每年必须完成一定数量实习带教和实习教学工作量,医学院专任教师100%的教授、副教授为本科生上课,100%的实习教学

活动由教授、副教授承担。为适应医学院校教学改革和发展的需要,加强师资队伍的建设,充分调动教师的积极性和创造性,使其增强工作责任心,努力提高教学水平和人才培养能力,制定附属医院各级教师的岗位职责,对于教学主任、教学秘书、脱产带教教师、实习带教教师的工作内容和岗位职责进行了明确规定。

3. 教师培训与教师发展

加强教师发展平台建设,为教师发展创造良好条件。以搭建教师教学交流平台、传播先进教育理念、提升教育教学水平、促进教师全面发展为目标,自主研发教师培养系统,为教师提供教学交流学习平台;构建学校和临床教学基地,共享在线培训体系,经常性地举办校级教学培训,并根据教学评价效果及时更新培训内容,通过网络在线培训等形式,传播教育教学理念,促进教师改进教育教学方法。

医学院校制定《教师教学能力培养考核工作条例》《非直属附属医院临床教师教学能力提升实施办法》,形成完整的学校、附属医院和教学医院教师教学能力培养体系,规定各层次教师教学发展要求,以教师教学能力培养与教师职称评聘挂钩的工作思路助推教师教学能力培养工作深耕细作。同时,为培养党和人民满意的好教师,强化教师职业道德情操培养,医学院校成立了课程思政教学研究中心,全面推进课程思政建设,提升全体教师的课程思政教学能力。医学院校还举办各类教师教学竞赛,开展"叶馥苏教师奖""优秀带教教师"等评选活动,激励教师潜心教学、静心育人。

实施全程化教师培养计划,形成系统化教师培养体系。医学院校坚持校内校外、线上线下、校本部与基地齐头并进的原则,开展了多层次的教师教学培训。

(1)"请进来""走出去"。邀请医学教育专家到校开展教育教学讲座和教学示范课,在教师中广泛深入地传播先进的教育思想,推动教师进行深刻的教育反思与教学研究。同时,为拓展教师教学视野和能力,派教师外出参加国内外著名高校举办的 PBL 学习班、"三明治"学习班、临床教学技能班、教师教学培训班及慕课、微课、课程思政等内容的学习。

(2)开展校本教师培训。根据教师教学发展需求,医学院校组建培训专家团队,开拓校本教师教学培训模式,着力培养临床教师的教学能力。通过开展系列化的教师教学能力培养培训、教师工作坊等活动,切实提高教师培训质量。同时,大力推动附属医院组织开展临床带教培训,不断强化针对不同学科的个性化教学培训。强化教学督导和组织教学观摩、教学竞赛,提高青年教师教学能力,帮助青年教师尽快成长。组织教学医院教师到附属医院进行教学进修,着力提高教学医院教师的教学和临床操作"双重"技能。定期开展临床教师教学技能大赛和临床医师操作技能大赛,以赛促学,以赛促练,不断促进教师教学能力提升。

规范开展师德师风建设。医学院校成立党委教师工作部,统筹做好教师思想政治和师德师风建设,将师德师风和教书育人工作纳入教师培训体系。利用教师队伍中师德高尚、教风优良的育人典范的示范引领作用,发挥学生健康成长的引路人和榜样示范作用。

4.教师评价

完整的教师专业发展体系离不开教师评价制度的建立,评价制度不仅对教师专业发展具有导向、激励和促进作用,而且是判断处于职业生涯不同阶段的教师是否实现其培养目标的必要手段。教师评价是依据教育的培养目标和教师的根本任务,运用现代教育评价的理论和方法对教师的素质能力、履职表现、工作业绩做出价值判断,并对教师素质的提高、工作的改进及效能的提升给予指导的过程。教师评价的本质是进行价值判断,是评价者在教育价值观的支配下,根据评价信息,经过思维加工,对教师的价值做出判断的过程。教师评价的对象是教师,评价内容包括教师素质和能力、教师工作过程及教师工作成果。教师评价必须按照一定的价值标准,以改进与发展为目的,促进教师专业发展,提高教师教学效能,提升学校师资队伍质量。

健全制度保障,完善考核机制。制定附属医院《临床教师本科教学工作业绩评价办法》,量化考评每一位教师对教学工作的年度贡献,考核内容包括基本教学工作量、教学相关业绩、学生和教学督导评价及实际授课评价四个部分。开展教学工作业绩量化评价,每学年根据全院教师的教学工作业绩得分进行排名,择优奖励近30位优秀教师,有效提升临床教师教学工作积极性。制定本科教育教学贡献度量化考评办法,内容涵盖师德师风、教学工作量、教学质量、教学支撑业绩等四个维度,考评结果将作为教师职称晋升、绩效奖励、岗位晋级和教学奖项评选的重要依据,引导教师乐教、善教、优教,形成"评价、引导、反馈、提高"的良性教学评价机制。设立师德风尚委员会、学风建设领导小组,制定预防和处理学术不端行为办法规范教师教学和学术行为。丰富师德考核评价形式,在教师招聘、年度考核、职称评审、岗位聘用、评优奖励等环节实行师德师风"一票否决制"。积极培育和推广师德师风典型,紧扣"全国教书育人楷模"等先进师德评选,挖掘、培育和推广优秀师德典型。

第七章　同质化临床能力培养体系的构建

临床医学是一门对临床能力要求非常高的学科,其目标是培养具有从事医学科学技术和临床实际工作能力的高级医学专门人才,而临床能力的高低也是衡量医务人员培养得是否合格的标准。

一、临床能力的内涵及基本要求

美国国家医学考试委员会(NBME)认为临床能力应包括:收集病史、体格检查、运用诊断性辅助检查、临床诊断、做出医疗决策、执行医疗决策、继续治疗护理、正确处理医患关系、职业态度等 9 个方面。美国内科医学会(ABIM)将临床能力分为 6 个部分,分别是:临床判断、医学知识、临床技能、人道主义品质、职业作风、医疗。《中国本科医学教育标准—临床医学专业(2016 版)》将临床能力概括为交流沟通能力、临床技能操作能力、临床诊疗能力、预防保健能力、医学人文精神、临床思维能力等 6 项能力,具体是:要具有良好的交流沟通能力,能够与患者及其家属、同行和其他卫生专业人员等进行有效的交流;能够全面、系统、正确地采集病史;能够系统、规范地进行体格检查及精神状态评价,规范地书写病历;能够依据病史和体格检查中的发现,形成初步判断,并进行鉴别诊断,提出合理的治疗原则;能够根据患者的病情、安全和成本效益等因素,选择适宜的临床检查方法并能说明其合理性,对检查结果能做出判断和解释;能够选择并安全地实施各种常见的临床基本操作;能够根据不断获取的证据做出临床判断和决策,在上级医生指导下确定进一步的诊疗方案并说明其合理性;能够了解患者的问题、意见、关注点和偏好,使患者及其家属充分理解病情,努力同患者及其家属共同制订诊疗计划,并就诊疗方案的风险和益处进行沟通,促进良好的医患关系;能够及时向患者及其家属/监护人提供相关信息,使他们在充分知情的前提下选择诊疗方案;能够将疾病预防、早期发现、卫生保健和慢性疾病管理等知识和理念结合到临床实践中;能够依据客观证据,提出安全、有效、经济的治疗方案;能够发现并评价病情程度及变化,对需要紧急处理的患者进行急救处理;能够掌握临终患者的治疗原则,沟通患者家属或监护人,避免不必要的检查或治疗;能够用对症、心理支持等姑息治疗的方法来达到人道主义的目的,提高舒适度并使患者获得应有的尊严;能够在临床数据系统中有效地检索、解读和记录信息。

二、教学模式的内涵及分类

医学教育正从以防病治病为主逐步向以维护和增进健康、提高人类生命质量为主转变,医学模式正由传统的生物模式向着生物–心理–社会–环境模式转变,医学教育国际化趋势日益凸显,培养具有高尚的医德、精湛的医术、丰富的人文素养、强烈的社会责任感、较强的创新精神的医学人才,探索具有中国特色的优秀医学人才成长道路,为高等医学教育的人才培养带来了前所未有的机遇和巨大的挑战。高等医学教育必须根据现代医学模式和我国卫生服务的发展要求,积极探索各种教学模式,以社会和行业的需求为导向,为社会和卫生机构培养高素质医疗卫生人才。

教学模式是在一定的教学思想、课程理论和学习理论指导下,围绕着教学活动中的某一主题,形成相对稳定的、系统化和理论化的教学范式。教学模式是教学理论和教学实践之间联系的桥梁,是对教学过程从理论与实践的结合上所做的纲要性描述。它既是某种教学理论的具体化,又是教学实践的概括化形式。

高等医学教学模式主要有传统的以授课为基础的学习(lecture-based learning,LBL)教学模式、以案例为基础的学习(case-based learning,CBL)教学模式、以问题为基础的学习(problem-based learning,PBL)教学模式、以研究为基础的学习(research-based learning,RBL)教学模式、以资源为基础的学习(resources-based learning,ReBL)教学模式和以团队为基础的学习(team-based learning,TBL)教学模式等。

LBL教学模式是经典的传统教学模式,从古沿用至今。CBL教学模式于20世纪30年代被美国多数医学院校采用,更强调案例分析和讨论,可充分调动学生学习的积极性和主动性,但仍不能满足现代医学对创新人才的需求。在20世纪中期诞生了PBL教学模式。我国从20世纪90年代初开始,在实践教学中尝试探究式教学,着力培养学生发现科学问题、以科学手段解决科学问题的能力。20世纪90年代末,随着信息化时代的到来和互联网的普及,大量医学知识触手可得,教育工作者不自觉地提出ReBL教学模式。1969年,美国的神经病学教授在加拿大的麦克马斯特大学医学院首创PBL教学模式,以其先进的教学理念、良好的教学互动、可靠的教学成效受到众多高等医学院校的追捧,也成为高等医学教育教学改革的一个热点。PBL教学模式可调动学生的主观能动性。学生课前围绕教师布置的讨论课题,查阅资料,分析判断,撰写发言提纲。课中,学生的思维必须紧跟教师的导向,独立思考,分析推理,归纳总结,发表观点。最终达到掌握临床思维方法、理解疾病本质和举一反三、触类旁通的目的。每个学生的主动性和积极性都能得到充分发挥,学生真正成为教学的主体。PBL 教学模式培养了学生的协作攻关意识。PBL 案例多是临床课程中的难点问题、有争议的学术问题或典型病例、疑难病例和死亡病例,没有现成的答案,往往需要小组成员合作共同完成。因此,其有利于培养学生的团队观念、合作精神和协作攻关意识。

三、临床能力培养体系的构建

临床实习是医学专业学生理论联系实践,培养医学生人文关怀、职业素养、临床诊疗、实践操作、医患沟通和临床决策等临床能力的重要途径。在建设"健康中国"、落实全国教育大会精神、实施医教协同和新医科战略的时代背景下,如何构建科学合理的临床能力培养体系,在实习阶段为实习生扣好医学教育的最后一粒扣子,是毕业实习阶段至关重要的一环。

医学院校充分利用社会力量办学,深化医教协同,推进医学教育改革,构建了以岗位胜任力为导向,以临床能力培养目标为出发点,深化五大教学模式改革,强化学生六种能力的临床能力培养体系。

(一)实习教学的思政育人模式

实习教学思政育人是将思政教育融入教学全过程,临床教师通过病人、病例、病案、文献等教学媒介,教学查房、小讲课、床边教学的教学方式,以及 LBL 教学模式、CBL 教学模式、PBL 教学模式和 TBL 教学模式,培养实习生的家国情怀和责任担当,即培养实习生热爱党和国家的意识,坚持理想信念,做到四个自信,造就医学生的民族精神和时代精神;教会实习生如何做人,在实践中塑造医学生的道德情操、人格和人文素养,以及提高思考、判断、推理和思维等的智力;教会实习生如何做事,在临床诊疗过程中形成正确的专业伦理观,培养医学生的职业精神、职业道德、职业规范、职业行为、工匠精神和科学精神。

1. 思政育人引导实习生树立正确的价值观

以协同育人为理念、立德树人为目标,进行学生思想教育。例如,汶川特大地震时,在中国共产党的领导下,医护人员与时间赛跑,与死亡竞速,全国上下积极投入抢险救灾的工作中,展现了万众一心、以人为本、生命至上的中华优良美德,创造了令世界瞩目的中国奇迹。引导实习生体会人民至上及对全世界的责任感。实习基地和带教教师从实习生对职业认知的懵懂情绪和行为入手,通过岗前培训在党旗下重温医学誓言,利用基地思政文化的人文环境优势,针对性地开展志愿者服务,从信念启迪、带教教师言传身教到自己在自查自省中感受和领悟,最大限度地培养和增强实习生的共情力量,激发学生从医的内生动力和理想信念,坚持四个自信、社会主义核心价值观、民族精神和时代精神。引导实习生遵循行为规范,感知正确的价值观、世界观和人生观并内化于心。

2. 思政育人教会实习生如何做人

临床教师深度挖掘教学内容中所蕴含的哲学思想及思政元素,将这些隐性思政内容与临床教学知识点深入融合,通过成功的或失败的场景性案例和评价性案例,引导实习生积极地参与思维、能力和态度的多维度分析与评价,科学合理拓展医学教育的广度、深度和温度,教会医学生尊重患者、生命,与患者沟通,塑造医学生的医德医风、医者精神、仁心仁术和人文素养,在分析讨论中提高医学生的思考、判断、推理和思维等能力。通过树立医者的榜样人物和讲述英雄事迹,找寻契合大学生群体心理和习惯的切入方式,利用可视化的育人方式,让典型人物或事迹引领青年学生前进的道路,对实习生进行社会责任感和敬业奉献精神的思想洗礼,发挥好典型的辐射功能和潜移默化的教育作用。

3. 思政育人教会实习生如何做事

带教教师指导实习生分管床位、与病人积极沟通交流、病历书写和临床诊疗,让实习生真切感知患者的痛苦和不易,鼓励实习生主动进行实习反思,启迪实习生理解并践行以患者为中心的"健康所系,性命相托"的职业道德和责任感。通过教授实习生《医疗事故处理条例》《中华人民共和国侵权责任法》《中华人民共和国执业医师法》等法律法规,要求实习生实事求是书写病程记录,严谨伪造、篡改和弄虚作假,遵守伦理准则,尊重患者的人格,保护患者隐私,不歧视 HIV 感染者等,引发实习生对职业道德观和人生意义的思考,教会实习生如何做人、如何做事,提高实习生的道德情操、人格和人文素养、职业精神、职业道德、职业规范、职业行为、工匠精神和科学精神等。

(二)实习教学的医患沟通能力培养模式

1. 医患沟通能力的内涵

医患沟通能力是为顺利而有效地完成医患沟通这项活动所必需的能力,是通过语言、行为、神态、环境等方法与患者进行信息交流和情感交流,以达到有效对患者的疾病进行收集病史、诊治而使患者满意的临床技能。医患沟通能力培养和评价是医院防范和杜绝医疗纠纷的需要,是实施卫生法律法规和缓解医患关系的需要,是现代医学模式对临床医学教学的要求,是适应医学教育发展的需要。医患沟通能力评价具有导向、激励和提高医疗服务水平的作用。通过对实习生医患沟通能力的评价,改进培养方法和培养理念,提高医学院校对实习生沟通能力培养的效果,促进教师重视对沟通理论的教育,提高教学质量,启发和激励学生有目的地进行沟通知识、技能的学习和训练。通过医患沟通能力评价提高实习见习带教教师对培养实习生医患沟通技能的重视,促进他们加强在临床实践中对实习生医患沟通技能的培养,对于提高实习生医患沟通能力,提高病人对实习医师的满意度具有重要的意义。

2. 医患沟通能力评价的内涵

医学专业学生的医患沟通能力评价主要是指对学生沟通意识、沟通技术及沟通心理学的全面测量和评价,是针对医学专业学生的心理学测量。评价的主要目的是提高学生对于自身沟通能力培养的重视,提高医患沟通能力培养的效果,在临床实践中不断提高自身的沟通能力和沟通水平。

3. 实习教学的医患沟通能力培养与评价体系的构建

(1)实施医学生岗前教育,提升医学生法律素养。

医学生在进入临床实习期间要进行医德医风、医学生行为守则培训,其目的在于让医学生了解医院的基本情况以熟悉自己的工作环境,确保医学生能够很好地将理论运用于实践。医学生还应该学习《中华人民共和国执业医师法》《医疗事故处理条例》等各项医疗制度,加强对医疗法律的学习,加强医疗安全教育。法制教育能够使医学生强化法律观念,不仅能够让医学生了解到在治疗过程中要保障患者的个人权益,也要认识到自己的职业约束和职业操守,从而严格规范自身行为,尽快完成从学生到医生的角色转换。

(2)加强医学生沟通技能培训,培养医学生医患沟通能力。

①加强医患沟通知识和技能培训。对实习生医患沟通过程中不同环节所需的沟通知识和技能进行培训,培养医学生独立完成建立关系、病史询问、信息交流、临床决策、健康教育、结束沟通等不同阶段有效、规范的沟通行为。强化基本的表达技能、倾听技能、非语言沟通能力、控制访谈技巧、及时识别危机并进行有效处理等医患沟通技巧培训,让实习生对坏消息的告知技能有充分的把握,提高医患交流的

效度和信度。通过对内科医患沟通、外科医患沟通、妇产科医患沟通、儿科医患沟通、急诊医患沟通等不同科室所对应的不同患者的沟通培训,使实习生学会采用不同的沟通方式和技巧,通过对这些科室患者特征的进一步了解,使实习生确立明确的沟通方式,获得明晰的沟通效果。加强特殊医患沟通能力培训,主要包括医疗纠纷医患沟通和特殊病人医患沟通。不同的特殊患者群体有不同的情绪诉求,医患沟通应遵循差异化原则。对于医疗纠纷医患沟通,应稳定情绪,避免进一步恶化关系,以真诚、务实、客观的态度努力化解纠纷为基本沟通原则。对于特殊病人医患沟通,尤其是预后不良、悲观失望的患者,应以爱心、耐心、决心给予精神抚慰,使患者走出心里的阴霾。

②在实习带教和临床实践中培养医学生的沟通交流能力。在实习教学过程中,带教教师采取平时考察、专题讲座、模拟演练、小组讨论等形式,让学生理解病人的心理需要,尊重病人的文化背景、种族、职业等方面;教导学生能够鼓励病人表达自己的情感,并表示对病人的同情;教育学生利用交谈技巧鼓励病人,让病人及其家属提出治疗意见,让学生在处理一个困难的沟通情境时保持良好的心态;教会学生积极引导和参与病人的卫生保健,体现医护人员的责任感和参与精神;教会学生在跟其他医护人员接触时始终保持谦虚的态度;教会学生对不同生活背景、受教育程度不同的病人采用最佳沟通方案;教会学生从病人及其家属口中获得有用信息的技巧和向病人提供信息的技能;培养学生适当与病人家庭成员交流的技巧,培养学生在病人的看法和医生的观点不一致时妥善处理问题,与病人沟通最终达成一致意见,使学生能对不同病人的情况做到口头和书面清晰地表达,不断提高学生的交流沟通能力。

(3)规范实习带教管理,完善沟通教学的质量监控。

在实际的临床实习阶段,临床教师的言传身教尤为重要。优秀的带教教师所具备的敬业精神、奉献精神、先进的沟通理念和从医多年的经验积累,对学生有着潜移默化的影响,这种示范是提高学生沟通能力的最好形式。因此,带教教师的资格审核和准入条件应十分严格,医学院校应该选择临床经验丰富和医患沟通技巧丰富的临床医生,从而建立起一支高素质的临床教师队伍。邀请经验丰富的专家、教授定期开展医患关系、医患沟通等方面的专题讲座,让医学生从实际的案例中学习缓和医患关系的能力和技巧,并且定期组织专家、教授与医学生"面对面"交流,为医学生现场答疑。同时,定期举办相关的专题报告和讲座,对带教教师进行培训。统一带教规范,强化过程管理,保证沟通能力的同质化教学。

为了保证实习教学质量,医学院校要完善和加强沟通教学质量监控。按照《本科医学教育标准—临床医学专业(试行)》要求,遵循高等教育发展规律,借鉴国内外一流大学人才培养经验,依据全过程、分阶段适应临床医学专业特点的原则,采用专家评价、自我评价、360度评价等方式,按照临床医学专业本科生未来临床面临的主要沟通环境,将信息给予、职业态度、医患关系、问诊技巧等方面作为评价的主要内容,给科室主任和带教教师分配教学任务,明确沟通教学的教学目标,设计临床医患沟通的教学质量考核表,分时段对带教教师进行实习教学效果相关考核,根据考核结果适当调整接下来的教学计划和教学任务。同时,也应定期通过实习工作检查、召开实习生座谈会等多种方式监督教学质量。

(三)教学查房的能力培养模式

教学查房是毕业实习教学工作中最生动、最直观的教学活动之一,能全面反映实习生对医学专业知识和临床实践技能的综合运用能力。实习生刚完成临床理论知识的学习,实习教学将学生从教室过渡到病房,从理论学习过渡到临床实践,教学查房让学生将刚刚学习过的理论知识得到升华,并通过临床实践培养学生缜密的临床思维能力。因此,教学查房的主讲教师不仅需具有扎实的临床知识储备及崇高的教学素养,还需要引导和启发学生建立临床思维能力。通过临床教学查房传授学生相应的临床知识,培养学生如何观察和诊疗病人,引导学生运用理论知识去解决病人的具体临床问题,培养实习生的临床思维,提高其临床操作技能。培养学生对病人的人文关怀和沟通能力,树立良好的医德医风。

1.遴选典型病历,做好患者沟通

教学查房是通过主讲教师对临床典型病例问诊、查体、初步诊断、确诊、治疗建议等过程让实习生了解临床特定疾病的发展及诊治过程,以养成良好的诊疗习惯,提高医学生临床思维。因此,教学查房的主讲教师要选择符合教学大纲要求,具有典型性或便于对某一症候群进行鉴别诊断的病例,以常见病、多发病为主。一般不选择诊断不明确的疑难杂症,该病例应有完整的疾病的发生、发展并具备医疗诊治过程。在病例筛选中要注重优势病种、临床路径病例筛选。此外,教学查房前要与患者提前做好沟通,签署同意书,需要患者配合问诊及查体的诊疗流程。

2.学生做好查房准备,教师做好教学设计准备

(1)实习生要做好"三基"准备。"三基"包括与查房病例相关的基本知识、基本理论和基本技能。其中,基本知识包括能为疾病的诊治直接提供科学依据的临床医学知识,可能出现的阳性体征,各项相关辅助检验、检查的临床意义,临床诊疗规范,治疗药物的成分、作用机制、适应证、禁忌证及使用方法等。基本理论包括与疾病诊断、治疗有关的医学基础理论,如与疾病相关的各大系统的生理学、病理学、药理学、病理生理学等理论,各种临床症状出现的原因、伴随症状,疾病的诊治原则等。基本技能包括进行诊断、治疗应具备的基本操作技能,如体格检查、医患沟通、辅助检查的判读、内科学与疾病相关的四大穿刺术、外科拆线、换药、穿脱手术衣、缝合、打结、手术铺巾、单人心肺复苏等。实习医师还要提前熟悉患者的病情和体征、辅助检查结果,了解疾病发生、进展过程及尚未解决的问题,做好病史汇报准备;查找查房病例国内外诊治相关文献及最新进展,了解国内外最新治疗前沿知识。

(2)教师对实习生进行学情分析。以学生为教育主体,通过摸底考核及问卷调查了解学生情况,重视教学目标及教学方法运用,从知识、能力、情感等方面设定相应的教学目标,撰写好教学查房教案和讲稿,注重启发式教学,调动学生的参与积极性,通过以问题为主导的教学设计激发学生的学习主动性。引导实习生全面汇报病史、有针对性地询问病史、规范地操作重点部位查体、了解阳性体征及在病程中的变化、科学分析病情、开展引导式讨论,最终总结反馈疾病诊疗全过程。

(3)教师对实习生进行专项培训。教师利用实际病例及相关材料,对实习生进行7个方面的强化培养和训练:通过恰当的提问来获取完整而准确的病史,照顾患者情绪并及时回应肢体语言的病史采集技巧训练;强调妥善告知患者检查目的与范围,从实际情况出发进行全面而有重点的查体,适当而谨慎对待患者的紧张和不适的体格检查技巧培训;强调要表现关怀和尊重,与患者及家属建立良好的信赖关系,为患者提供更加舒适的医疗服务的人文关怀/职业素养培训;强调在传统诊疗过程中归纳病史和体检资料、判读检查结果、鉴别诊断等能力的基础上,随时从各方面权衡治疗的风险、利弊及所需费用的临床判断能力训练;强调更有耐心、设身处地为患者着想,去解释检查和治疗的理由及相关性,并进一步给予健康宣教和咨询的沟通交流能力训练;强调能按合理的逻辑顺序,及时并适时地去处理诊疗过程中遇到的问题的临床决策训练;强调查房教师能够综合、客观地评价实习生的表现的临床综合能力训练。

3. 统一查房流程,提出查房要求

教学查房要求实习生床旁脱稿,语言流利、表达精炼、重点突出地汇报病例,用时不超过5分钟;主管医师和主治医师补充汇报,实习生做与疾病诊断和鉴别诊断有关的专科体格检查;主讲教师补充问诊,示范查体,言传身教,关爱病人,向病人解释病情并安慰病人;主讲教师组织实习生和管床医生在教室展开病例分析、讲解、讨论,并做归纳总结,安排专人做好查房。

教学查房要求参与人员要保持科学严谨的态度,严肃认真对待;查房过程中教师及学生应仪表端庄,主讲教师要巧妙运用引导和启发式语言,对重点、疑难内容需突出强调或亲身示范;教师应给予学生尊重,对学生讲述不准确的知识点及不标准的检查、操作应回避患者进行纠正及示范;教学查房应采用讲授法、模拟法,充分利用 TBL、PBL、CBL 等教学方法,运用多媒体、图片、视频等影像资料,将抽象的知识具体化,加深学生对病例的印象;在查房过程中培养学生对病人的人文关怀和沟通能力,树立良好的医德医风;将思政育人融入整个教学查房过程中。引入医学大家的事迹,让学生们感受他们高尚的医德医风及为医学事业做出的无私奉献。结合党和国家的惠民医疗政策,植入家国情怀,做好课程思政教育。引导学生对病人要言语和善,接触病人时动作要轻柔,注重保护病人隐私,将"大医精诚"的理念融入教学查房的每个环节。查房结束后教师要根据学生对该临床病例的掌握情况进一步完善教学设计,使其持续改进和实施。

4. 规范开展查房活动,注重查房归纳总结

(1)床旁"问"。包括病史、病情、感受等信息。主要针对汇报病史的不足予以询问,请患者予以配合,并从中了解患者的精神状态、言语、对答反应情况。在询问结束后,教师应向学生讲明询问在查房工作中的重要性和必要性。

(2)亲自"查"。"查"包括体格检查、疾病诊断和鉴别诊断的专科检查。实习生对患者开展体格检查,在检查过程中口头汇报检查情况和结果,其他学生将上述情况详细记录;主讲教师对患者进行重点查体,指出实习生查体中的不足,并示范正确的体检手法,引导学生注意重要的阳性体征及在病程中的变化。

(3)初步"断"。这里的"断"是指初步判断。主讲教师以问题为中心,结合"三基"进行启发式教学,让实习生结合患者的症状、查体及获取的信息数据,对患者的病情类别做出初步的判断,提出下一步诊治的初步方案,如即将进行的检查和用药建议等。主讲教师对实习生的初步判断和初步方案进行点评、纠正,指导实习生进行下一步诊治。通过引导性提问,激发学生的学习兴趣和思考,实现举一反三。

(4)准确"定"。就是确定诊断结果。主讲教师引导实习生针对患者症状、检查结果和数据开展集体研究讨论,通过问答巩固教学效果,通过讨论培养实习生独立分析问题和解决临床问题的能力。然后在主讲教师引导下提出诊断结果的意见和建议,教师如果发现学生的错误要及时纠正,并提出导致错误的原因及修改错误诊断结果的依据,最后做出点评。

(5)合理"治"。即提出合理的治疗建议和意见。实习生在确定诊断结果的基础上提出下一步治疗方案,教师及时给予学生点评,指出不妥之处,纠正或补充治疗方案,以确保患者得到有效、及时的治疗。

(6)高效"括"。即总结归纳本次教学查房内容。实习生总结出从教师诊断中学习到的知识和经验;归纳出教师分析问题、解决问题的方式方法和特点规律,把教师的经验转变为自己的体会和感悟,培养自己的思维能力。主讲教师呼应教学目标,概括本次查房要求学生掌握的知识点;点评学生在查房中的表现,提出改进的意见;提供本次查房的参考书目,根据需要提出2~3道思考题,布置下一次查房内容,要求学生做好准备。

(7)缜密"思"。即教学查房结束后的反思。教学查房结束后,实习生要进行查房知识的总结反思,收集整理查房过程中发现的疑难问题,并进行讨论分析。例如,要考虑查房病例的诊治效果,分析可能的临床并发症,区分鉴别诊断,防止发生误诊等。在此过程中,实习生的临床思维能力会得到进一步提高。

教学查房的主讲教师要确定教学查房的主体、目标和方式,且严格执行以上7个步骤,通过教学查房对实习生进行互动教学,强化医学生问诊、体格检查、人文关怀、职业素养、临床判断、沟通交流、临床决策、临床综合能力培养,注重理论与实践、教学与医疗、科学与人文的有机结合,突出针对性、专业性、规范性、创新性四大特点,进一步提高实习生临床诊断思维与人文关怀素养相结合的综合能力。

(四)临床小讲课的思维培养模式

小讲课是针对学生实习中存在的问题和本学科的重点、难点进行选题,紧密结合临床实践开展的一项理论教学活动。从实际临床工作出发,对已学的各科理论知识进行综合归纳,促进学生将课堂学习到的知识与临床实践相结合,加强对基础理论的理解,提高学生的临床应用能力,拓宽学生的知识面。

1.通过临床小讲课提高实习生的学习效果

临床小讲课是促进实习生有效学习的教学方式之一。其以临床症状或症候群为内容,把需鉴别诊断的相关疾病知识串联起来,将知识纵横联系,融会贯通,补充教材与理论课教学的不足,启发学生思维,培养学生的主动探索精神,提高学生解决问题的能力,提高学生的学习效果。

2.通过临床小讲课培养实习生的观察思维能力

讲授教师在临床实践中不断积累有意义的病例和手术视频,以多媒体课件的形式,向学生展示形象、生动、具体的典型病例和手术操作,让学生从简单的知识记忆转变到具体病例观察理解,从而提高学习积极性和学习兴趣,变被动知识接受为主动知识学习,进而认真学习科学知识,不断提高观察思维能力。

3. 通过临床小讲课培养实习生的创造性思维能力

以学生为主体,以问题为导向,以临床病例为线索,让实习生进行知识比较和联系,实现师生互动,引导学生积极动脑,比较鉴别各种疾病症状、体征和治疗方法间的异同和联系;使学生在自觉探究、主动学习、轻松愉悦的气氛中提升对知识的认知水平,发掘学生的创造性思维和主动意识;鼓励学生多问,帮助学生分析;鼓励学生大胆质疑的精神,即使某些发现是错误的、某些探索是失败的,教师也要积极引导、矫正错误,培养学生的创造性思维能力,提高教学效率。

4. 通过临床小讲课培养实习生的实践思维能力

教师在让学生独立完成病史采集、体格检查、病历书写、辅助检查结果分析、提出疾病诊断及治疗方案后,要加以肯定和必要的修正;指导学生在实际操作中学会无菌术、人文关怀、医患沟通和临床技能操作等基本功,鼓励学生提问,培养学生的临床实践思维能力。

5. 通过临床小讲课培养实习生的综合思维能力

要让实习生在临床完成一个操作、跟上一台手术、管理一个病人。教师要提醒实习生完成相关知识的归纳总结,理出主线和相关联的知识间的思维导图,做好知识梳理,并注重典型病例的讲解;教会实习生如何检查治疗,如何理解"书本仅是一个参考,一切均应以病人为本"的道理,从而使学生养成从实际出发的思维习惯,培养学生动态的临床思维方式。

(五)临床病例讨论的 PBL 教学模式

1. 临床病例讨论的内涵

临床病例讨论是毕业实习阶段培养学生临床诊断、治疗、预后判断等决策思维的重要教学活动之一。以学生为主体、教师为主导,选择适当的病例,由学生依据带教教师给出的实习大纲中常见多发病的病例,完成详细病例资料的收集、验证和问题的提出。学生提出对未知问题的疑问、对已知问题的见解,教师引导和组织学生结合基础知识、基础理论和病程演变问题展开充分讨论,不断激发学生的学习兴趣,激发实习生提出问题、解决问题的热情。带教教师运用"病史收集是否完整"

"体格检查是否遗漏""辅助检查是否合理""诊断及鉴别诊断依据是否充分"及"未来的诊疗方案该如何调整与进行"等多元化的启发方式,鼓励学生观察、思考、分析、探索。带教教师适时监督,并及时纠正存在的问题,最后进行归纳和总结,从而培养学生分析和解决临床问题的能力,锻炼学生的自主学习和口头表达能力。

2. PBL 教学模式

在 PBL 教学模式中,教师要始终坚持学生是课堂的主体,尽量把时间留给学生,根据讨论的进程进行适当的启发引导,使每一位学生都能积极参与和得到锻炼。学生通过对同一病例进行多种不同观点的比较、分析、推理、归纳、综合,建构知识的意义,在提出问题、分析问题、解决问题及寻找答案的过程中获取知识、培养能力、提升素质。教师不仅要重视问题解决的结果,更要重视问题解决的过程,只有将结果和过程有机地结合起来,使学生通过对问题系统完整、剥丝抽茧的分析、讨论、解决,才能促进其临床思维和实践能力的不断提高。教师要促进学生把基础与临床及相关学科知识有机地联系起来,培养其判断推理、辩证思维、沟通交流和团队协作的能力。

PBL 教学模式强调学生的主动参与、亲身体验和内心感悟,这些体验和感悟将会内化为学生个人的品质、能力和经验,并给学生带来自信心和成就感。例如,学生在查阅资料的过程中可以锻炼信息搜寻能力,在阳性体征采集的过程中可以提高实践动手能力,在研讨辩论的过程中可以提升语言表达能力等。在 PBL 教学模式中,教师的核心任务在于引导、促进学生成为积极的自主学习者。

3. 临床病例讨论的 PBL 教学模式

临床病例讨论的 PBL 教学模式强调的是学生在学习中得到知识的积累和提升,体现出知识构建这一动态过程,学生解决问题的过程本身就是学习效果的直接反映。因此,PBL 教学模式强调对学习过程的评价,而非对学习结果的单一评定,强调定量与定性相结合、过程性评价与终结性评价相结合,既要包括学生的知识掌握程度,又要包括小组协作学习和完成知识建构状况等综合能力。

(1)遴选经典病例。

遴选临床经典的疑难病例,内容要与实习大纲教学内容体系紧密联系,与临床经验和诊治误区相结合,能够促进基础知识与临床内容的有机整合。教师在遴选病例时,应选择那些能准确反映疾病发展转归的病例,病例描述中要隐含问题和关键信息,有效促使学生进行多方位、多角度的思考,要求学生在讨论时把这些问题和关键信息挖掘出来,分清主次,探究原因,避免漏诊或误诊,最后做出准确、全面的诊断,从而强化知识,学会融会贯通、举一反三。病例应来源于临床病例,但应高于临床病例。教师要注重突出学生的主体性,引导学生逐层深入,要为学生创造足够的讨论空间,引导学生发散思维、研讨争鸣。

（2）给实习生布置任务。

布置任务是 PBL 教学模式的首要环节,具有导入情境和激发兴趣的作用,要求学生思考讨论的问题,通常隐含着教学意图,对学生的分析起导向作用,需要教师认真思考,慎重确定。任务还要突出合作性,教师要根据教学要求有意识地布置一些能让学生进行合作、探究的问题,得到课外延伸。在明确任务后,教师还应引导好学生的个人学习和小组研究,使每位学生都要熟悉案例,并且独立地对问题进行思考,拟定解决方案。教师亦可以参与到学生中,以更好地掌握学生的知识结构和思维动向,而学生亦可以从教师的角度试着评价自己和其他同学的学习,由此激发其更大的学习兴趣,获取更多知识。

（3）课堂讨论。

课堂讨论是 PBL 教学模式的中心环节,目的是使学生在更大范围内共享经验和智慧,拓展解决问题的新思路和新办法,全面提高学生的知识水平和解决实际问题的能力。教师在课堂教学活动中起着设计、组织、引导、激励、诊断和导向的作用。在课堂讨论中,教师要认真听取学生对临床病例的分析,巧妙引导讨论,适时提出关键问题,并进行引导性讲解或归纳总结,帮助学生理清思路,使学生对案例及某一疾病的诊治形成统一认识。当同学意见不一,讨论出现偏差或进入误区时,教师应及时介入,把讨论引导到正确方向。需要强调的是,教师要控制好问题的难度,讨论的问题不能过于肤浅,也不要过于复杂,要有助于激发学生认识及解决问题的动力和兴趣。

（4）总结归纳。

总结归纳是 PBL 教学模式实施中的重要环节,教师应归纳课堂讨论达成的共识及还存在的疑点难点问题,找出学生讨论发言中的闪光点和尚需要注意的问题,突出讲评学生对案例的理解与把握程度。对学生没有想到或讨论不够透彻的问题做补充提示,对学生提出的各种方案和解决问题的思路做简要的对比性分析。特别要对临床病例中所涉及的鉴别诊断的关键点做出重点点评和引申,完善分析思路,对学生的表现也要以适当的形式进行点评和反馈,使每一位学生都能更清晰地认识自身的优缺点,最终提高教学的效果。

PBL 这种教学模式将复杂的螺旋式、网络样结构的医学知识以"病"连接起来,将相关学科的基础与临床知识重新进行整合,使学生在有限的时间内学到知识、提高解决问题的能力并增强自主学习能力。教学的真正目的与意义是让学生主动学习如何彼此协调合作,如何收集资料,如何找出问题的症结、彻底了解病情的演变,如何选择检查项目,如何制定治疗方案、评估愈后及追踪治疗效果等,多方面融合临床知识与基础知识,演练如何与病人沟通及加强与其他医护人员的合作,并兼顾病人身体、心理、社会与伦理等问题。总之,PBL 教学模式的问题情境是关键,合作探究是途径,支持引导是支撑,能力提高是宗旨。PBL 教学模式的精髓在于内容的整合性、相关性及科学性,学习的人性化、情境化及趣味化。

4. 病例讨论 PBL 教学模式的教学效果

通过以学生为主体的病例讨论,引导实习生从"要我学"转变为"我要学"。讨论式学习方式及经带教教师归纳总结后的成果极大地满足了实习生学习的成就感,增强了实习生的学习兴趣,从而强化实习生的主动学习行为,增强实习生主动学习的能力。将学生所学的理论知识与临床问题相结合,实现实习生独立思考,运用各种综合知识为不同患者解决个体化问题,提高医学生临床思维能力,由"授鱼"向"求鱼"的转变。让实习生在独立解决临床问题的过程中,自觉将所学的基础理论与临床实践相结合,积极提高临床技能。在此过程中,实习生能从患者的实际情况出发,通过所学的理论知识和所掌握的临床能力探究理论与实践之间的内在联系,从而实现理论向实践的转变。实习生在学习中获得的成就感,使其学习热情高涨,积极主动了解病史,亲自进行体格检查,随后根据这些资料进行探究诊断与鉴别诊断,并应用循证医学的观念来处理临床问题,让实习生能够将理论联系实际,即将"知书"转变为"获术"。激发实习生的学习兴趣,提高其自学能力,增强其知识理解能力和归纳总结能力,有利于学生的个性发展,并提高创新意识、创新能力、综合素质、临床基本技能、临床思维能力和综合能力。

(六)病历撰写的同质化教学模式

完整病历书写是每个临床实习医师从学生向医生转变的一个重要必经过程,是医学生从书本过渡到临床,把理论应用于临床实践的一个重要环节。实习生要通过独立进行系统而有针对性的问诊及系统、全面而有重点的体格检查,结合各方面的临床资料进行分析、综合,做出初步诊断,客观真实、主次分明、格式正确、文字通顺、表达清晰、字体规范地完成完整住院病历的撰写,让实习生反复强化已学专业知识,不断加强体格检查顺序和步骤的学习与记忆,逐步培养和完善医学生的临床思维和临床能力。

1. 贯穿实习全程的病历书写培训

①统一的两阶段院级层面的病历书写培训。临床教学基地按照医学院校统一岗前强化培训大纲,依据《病历书写基本规范》和《诊断学》中病历书写的项目、顺序和撰写要求,为每一位实习生开展内科、外科、妇科、产科、儿科等二级学科的病历撰写基本规范和格式培训,巩固课程教学阶段的病历书写知识和技能,培养实习生用严肃认真的态度、实事求是、准确、及时完成病历书写。实习中期依据医学院校的中期技能培训大纲,规范开展多学科、递进式的病历撰写规范和评分标准培训,让实习生在半年的临床实践中总结归纳并体会具有法律效力的病历撰写要点,提高医学生缜密的思维和撰写技巧,实现具有真实性、完整性、系统性、科学性和逻辑性的病历书写。

②科室层面的专科病历撰写培训。实习生进入各临床科室后,由每个临床科室依据各专科病历特点,在实习生入科教育中对每个实习生进行病历撰写的专项培训,让实习生在专科轮转中学会以科学的分析归纳方法,去粗取精,去伪存真,系统地进行病史采集;简明扼要地描述患者主诉的病情;紧紧围绕主诉的内容,记录患者整个疾病的发生、发展及症状演变等全部过程的现病史等内容;让实习生在三级学科的通科实习中,掌握规范化和标准化的专科病历撰写,培养实习生的临床思维和临床能力。

2. 带教教师指导及修改

实习生在每个三级临床科室分别完成两份高质量病历的撰写,不得涂改;带教教师依据病历书写评分标准对实习生进行面对面的病历书写的分析、辅导、纠错和评价,指出存在的问题,提出改进的方法。实习生在带教教师的反复指导下进一步完善病历内容。

(1)教学督导质量把关。

院级督导专家每个月开展一次实习生手写病历的专项督查,并且进行病历面对面纠错。科教科/教务科会同督导专家,对于病历审阅中发现的问题,带着病历资料和通报,找到相关科室主任、教学秘书、带教教师和病历书写者,对照《病历书写基本规范》《病历评分标准》面对面地指出问题,说明各级人员应承担的责任。

(2)校级病历质量监控。

医学院校建立病历批改质量质控系统,每年组织专家对各临床教学基地批改过的实习生病历进行抽查,强化病案书写带教氛围,统一病案书写带教规范,有效将病历质量指标落到实处。定期召开抽查反馈会,由临床教学基地的教学副院长、科教科/教务科全体成员、院级教学督导组成员、临床科室主任、教学秘书和带教教师、全体实习生参与反馈会,展示优秀批改病历和"问题批改"病历,对优秀批改病历给予表扬,对"问题严重"病历进行通报,督促临床教学基地将临床教学病历批改质量与绩效考核挂钩,增强临床带教教师的带教意识,激发带教师资改进病案批改能力的主动意愿。与此同时,医学院校组织校级层面的病历书写竞赛,通过以赛促教、以赛促学、以赛促改的方式提高全体实习生的病历撰写水平,给予获奖选手和获奖基地一定的奖励,并将优秀的病历汇编入临床医师管理手册,供全校实习生学习和分享,从而培养医学生缜密、清晰的临床思维和临床能力。

(七)临床技能全程化培养模式

临床技能包括病史采集、体格检查、沟通技能、医疗操作、临床检验、急诊、制定处方和治疗措施,还包括对患者的处置技能、团队合作/领导技能和跨学科训练技能等职业技能。临床技能是医学专业人才培养的核心内容,临床技能教学是医学生的重要学习内容,是理论和现实之间的桥梁。临床技能教学遵循教育部临床医学专业认证工作委员会颁布的《中国本科医学教育标准—临床医学专业(2016版)》及国家卫生健康委员会、医师资格考试委员会发布的《临床执业医师医师资格考试大纲》,以提高临床综合能力和实践动手能力为目标,以临床技能模拟训练教学的方式,使医学生能够全面、熟练、规范、正确地进行临床技能操作。按照先基础后综合、先简单后复杂、先单项后集成的渐进性训练原则,由浅入深、由易到难进行临床技能模拟训练教学,教学内容逐步递进、扩展和上升,多维度的考核评价,让学生在反复实践中学习和提高临床综合能力。

1. 临床技能模拟训练的内涵

临床技能模拟训练是利用模拟技术创设出高仿真模拟病人和模拟临床场景,代替真实病人进行临床技能训练的方法。现代临床技能模拟训练以高科技为基础,以模拟临床实际情况为前提,以实践教学、情景教学和一体化教学为特征,以有医疗环境而无医疗风险为突出特点。临床技能模拟训练尽管与临床实际操作尚有差距,但其具有操作的可重复性、内容的规范性、手段的丰富性、成本的低耗性等优点,在帮助学生掌握操作规范、训练临床思维、提升分析解决临床实际问题的能力等方面具有独特的优势。

2. 临床技能模拟训练的意义

（1）破解医学生临床实践困境。

临床技能模拟训练不仅为医学生临床技能训练创造了机会，提供了平台，而且有效弥补了临床实际操作机会少、风险高等不足，可以有效规避临床实践教学中的医患矛盾与医疗纠纷问题。经过模拟训练掌握临床操作要领的医学生，能够更快地适应临床工作环境，更顺畅地进行医患沟通，医疗安全也更有保证。

（2）培养医学生的临床能力。

从理论学习到模拟训练，再从模拟训练到真实临床实践，符合循序渐进、螺旋上升的医学教育认知规律和临床能力生成规律。利用模拟人、仿真训练模型、虚拟训练系统等，可以展示各种临床症状和体征，可以满足各种临床技能操作需要，可以全天候地实施各种临床能力训练，能够极大地拓展医学生临床技能训练的时间、空间和机会，丰富他们的直观、感性认识，并可以反复锤炼他们的规范化操作技能和临床思维能力。

（3）培养医学生的职业态度、行为和价值观。

通过严格、规范、渐进的临床技能模拟训练，有利于培养医学生以病人为中心的意识，使他们养成严谨认真的医疗作风、实事求是的科学态度和锐意进取的创新精神，培养他们良好的职业道德、伦理行为和团队协作意识，使他们形成正确的价值取向，尊重患者，敬畏生命，学会做人、做事、做学问，实现医学教育与人文教育的有机结合、医术精进与医德修养的有机结合。

（4）深化临床实践教学改革。

临床模拟训练条件的改善、临床技能训练手段的丰富，反过来又能促进临床教学改革的深化，促进临床科室对临床技能训练的重视和精力投入，推动临床教师对现代教育技术的研究和应用，也为开展临床技能比武竞赛、实施客观结构化临床考试（objective structured clinical examination，OSCE）等教学活动创造了条件、搭建了平台，从而有效激发医学生的临床技能训练热情，营造"比学赶帮超"的浓厚氛围。

3. 临床技能模拟训练培养模式

（1）岗前基础阶段培训。

实习生岗前一周的培训阶段要注重临床技能的熟练掌握，并初步树立医患沟通和人文关怀的意识，为下一阶段的临床思维训练奠定基础。培训内容包括基础通科模拟技能训练和专科基础模拟技能训练。基础通科模拟技能训练包括病史采集、体格检查、职业素质与职业道德、医院感染基本知识和技能等；专科基础模拟技能训练涉及内科、外科、妇科、儿科、急救、护理、检验等15项操作。教师在临床技能中心首先详细讲述每项模拟操作训练涉及的基础知识、操作目的、适应证、禁忌证、注意事项等,之后采用"示教—指导—反复实践"的授课模式进行模拟训练教学。首先,教师进行边操作边讲解的示范,先分步骤示教,然后完整操作流程示教。然后,教师分组指导学生进行操作训练,每8名实习生配一位指导教师,纠正学生操作过程中存在的问题,实习生在教师的指导下进行多次安全操作后,使操作过程得以重复和强化。培训结束后,在规定时间内对实习生进行每项操作的考核,每项考核8分钟,完成一项操作后,留有时间进行教师的引导性反馈和自身反馈,以促进实习生熟练地掌握操作技能。

(2)通科连续技能培养。

此阶段为临床思维能力训练的关键时期,包括入科教育阶段的专科基本技能操作培训和通科实习的专科技能模拟训练和实践操作。实习生入科教育时,由临床科室完成融入临床思维、无菌原则、人文关怀、医患沟通等内容的实习生专科技能培训。科室轮转时,实习带教教师将教学查房、小讲课、病例讨论、床边教学及其他教学活动等多种形式相结合,进行专科技能培训教学,让实习生在内科、外科、妇产科、儿科、急诊科、传染科、神经内科、中医科等科室进行多科室、全过程、不间断的专项技能培训,如呼吸内科操作技能(肺部查体、胸腔穿刺、气管插管等)、心内科操作技能(中心静脉置管术、心包腔穿刺术等)、消化内科操作技能(三腔二囊管等)、腹部外科操作技能(腹腔镜微创新技术操作模拟训练等)。实习生将各项技能操作融于临床情况的处置过程中。

(3)实习中期综合技能培养。

实习中期,将基础与临床相结合,床旁教学和技能中心模拟训练相结合,案例教学法和虚拟仿真测试相结合,临床科室典型病例与模拟病房、模拟手术室、模拟创伤抢救室、模拟重症监护室等综合病例相结合,将内科、外科、妇产科、儿科、急诊科、诊断学等50项综合技能分解到贴近临床实际的设计病例中。教师在技能中心通过集中培训和指导形式,将沟通交流、人文关怀、团队合作意识及能力的考查贯穿始终,利用高仿真的模拟病人和临床环境,实施病人诊治全程综合模拟训练,让学生在教师指导下完成全面的病史采集、规范的体格检查、辅助检查结果的科学判读以获得准确的临床资料,进行病情分析、疾病诊断、制定治疗方案、实施治疗操作、病情变化及疗效观察、治疗方案调整、治疗效果评价等。模拟出各种所需的病例、病情和病理体征,进行学生的综合临床实践能力和临床思维能力训练。通过对设计案例资料的综合、分析、判断及鉴别诊断等,形成初步诊断和治疗流程。不断反复、强化及被纠错的培训过程能够让学生的临床思维能力得到不断提升。通过临床综合技能模拟训练,可以有效培养学生的医患沟通能力、对疾病的综合处理能力、应激处置能力、临床思维能力、团队协作及创新精神等。与此同时,由带教教师指导,在急诊科和 ICU 等临床科室重点实习,进一步将临床技能操作转换为临床处置能力,有助于提升实习生解决患者实际问题的能力,并增强实习生的自信心和价值感。

第八章 统一化实习考核评价体系的构建

从实习考核的全面性、全员性、全程性出发,以实习生的临床思维能力、实践技能操作能力、人文关怀和医患沟通能力等岗位胜任力为导向,构建出有决策机构、制度保障的科学完整的实习考核体系,形成"四结合"的全方位、全过程的实习考核评价体系;考核形式从理论笔试到信息化的机试,从单纯的技能操作到模拟临床情境应急处理;考核重点由基础能力到综合能力,逐步提高学生解决临床实际问题的能力,做到实习考核评价的实时化、规范化和统一化,有效保障实习教学质量。

一、实习考核评价总体原则

医学院校基于临床医学类专业人才培养目标和培养要求,全面覆盖职业素养、临床能力等领域,积极推进实习考试研究和探索,以实习生的临床思维能力、实践技能操作能力、人文关怀和医患沟通能力等岗位胜任力考核为导向,采取灵活多样的考核方式和内容,充分发挥考试的诊断、导向和激励功能,不断完善"实习准入与准出考核、过程性考核与阶段性考核、理论知识考核与能力素质考核、传统考核与融合信息技术考核相结合"四结合的全方位、全过程的实习考核评价体系,如图8-1所示。

二、实习考核评价的方法

1. 客观结构化临床考试(objective structured clinical examination,OSCE)

OSCE 是一种临床能力评价方法,要求应试者在规定时间内通过若干模拟临床情景的考站完成一系列临床任务,并依据一定的标准进行评分,从而对应试者的临床知识、技能和态度做出评价。OSCE 不是一种具体的考核方法,只是提供一种客观的、有序的、有组织的考核框架。在医疗法规制度日益完善、医患关系相对紧张、病人维权和自我保护意识越来越强的情况下,OSCE 的引入适应了形势的需要,有利于提升医学生的培养质量。

OSCE 以其科学的考站设置、多样的考核科目、统一的评分标准、规范的考试流

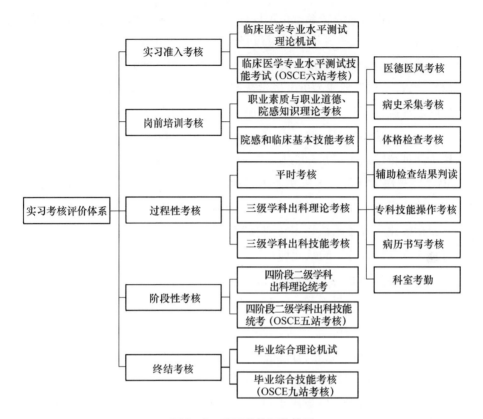

图 8-1　实习考核评价体系

程,实现考试的客观、高效、有序管理,尤其在疾病问诊、沟通能力、临床思维、现场处置等方面,具有无可替代的优势,有效规避了传统纸笔和床旁考试中存在的方法单一、内容不全等问题,减少了考试的偶然性、变异性和评价的主观性,提高了考试的信度和效度。OSCE 既考核学生的临床技能,又考核学生的临床理论,既考核学生的临床思维、诊治能力,也考核学生的医患沟通、爱伤观念,对临床知识、临床技能、态度、价值观等方面进行了全方位的考核。OSCE 促进了学生对临床实践教学环节的重视,也对教师规范化的临床带教提出了更高的要求,有效加强了理论与实践的有机结合、课堂与临床的有机结合、考试与应用的有机结合、学校与医院的有机结合,强化了学生分析、解决临床实际问题能力的培养,有利于医学人才培养质量的提升。

2. 标准化病人考试(standardized patient examination)

标准化病人(standardized patient,SP) 是指由经过培训的以标准化的方式模拟扮演临床病人的正常人或者经过培训以标准化的方式来呈现病情的真实患者。标准化病人考试由多个 SP 考站组成,每站分别呈现不同的临床问题,有 8 分钟的就诊时间。被评价的学生如同检查真实患者那样检查 SP,问病史和检体,开化验单,进行诊断,拟订治疗计划或为患者提供咨询。医生或者 SP 使用检核表或评分表对实习生的表现进行评价,包括各项医疗服务任务和预期行为的适当性、正确性和完整性。评价标准是预先拟定的。除了评价多个 SP 考站的考试之外,单个 SP 可以用来评价某种特定的医疗服务能力。客观结构化临床考试可以包括 SP 考站。

SP 已经被用来评价病史采集能力、体检能力、沟通能力、鉴别诊断能力、实验室检查和治疗能力。在病史采集、体格检查和沟通技巧方面更容易获得信度较高的得分。标准化病人考试是临床技能总结性评价最常用的考试形式。单个 SP 就可以有针对性地评价特定的技能和知识。

3. 360 度评价(360-degree evaluations)

360 度评价是一系列由多人通过测量工具完成的对被试者的评价。评价者通常是上级医生,一般在 360 度评价过程中使用调查表或调查问卷来收集有关被试者的团队合作能力、沟通能力、管理能力、诊疗决策能力等多方面信息。评价医学生临床实践中的医疗服务能力(病史和体格检查、临床操作技能)及人际交往和沟通能力的实用性。此评价也被用于对基于实践的学习能力(循证医学)的自我评估。对于临床操作的提供反馈来说,它也是非常有用的,因为检核表可以根据临床操作的具体任务和内容进行量身定做。

4. 迷你临床演练评估(mini-clinical evaluation exercise,Mini-CEX)

Mini-CEX 是 1995 年美国内科医学会(American Board of Internal Medicine,ABIM)研制的一种评价临床能力并具有教学功能的测评工具,是广泛用于评估临床技能的有效且可靠的评估方法,其旨在使用结构化表格来评估受训者与真实患者的表现。它从医疗问诊技巧、体格检查技巧、临床判断能力、人文关怀、医患交流沟通能力、组织效能及整体能力共 7 个方面进行测评,能够充分检测医师的综合临床能力。Mini-CEX 的流程与临床接诊及初步处理病患的过程一致,从形式及内容上均符合临床实际情景,能够增加学生的临床融入度。同时,由于全程以学生作为临床处理的医疗主体,在整个问诊、查体及诊断处理的过程中,学生需要积极主动地调动一切理论资源来完成这一流程,能够充分提高学生的学习积极性、增加学生的实习兴趣,并能在此后的实习过程中重点加强薄弱环节、查漏补缺,形成良好的PDCA 循环,真正从根本上加强实习生临床思维能力的锻炼。当在实际临床环境中定期使用时,教师通过观察学生可以及早发现学生与患者互动过程中可能发生的不良行为,并给予纠正,从而进一步提高学生的临床能力。Mini-CEX 由基本信息、评分项目、反馈记录三大部分组成,包括 7 个测评项目:医疗面谈、体格检查、人文关怀、临床判断、健康咨询、组织效能及整体评价。每一项都有详细的评分表具体要求,其评判采取 3 等 9 分制计分。1~3 分:学生该项表现未符合要求,4~6 分:学生该项表现基本符合要求,7~9 分:学生表现优秀。教师通过 Mini-CEX 量表记录评语,并当面给予即时反馈,让学生能够意识到不足,从而及时改进。

5. 操作技能直接观察评估(direct observation of procedural skills,DOPS)

DOPS 评价考核体系是由(英国)皇家内科医师学会(royal college of physicians,RCP)设计并推广,通过在真实的临床诊疗活动中观察和评估被考核者操作技能,并即时给予评估和反馈,从而用于评估医师临床操作技能的重要教学工具。DOPS 包括考核基本准备、考核过程和反馈 3 个阶段。首先,临床教师要选择学生所在轮转科室中适合进行 DOPS 的患者;事先就技能操作中可能发生的非预期状况进行讨论,以确保医疗质量及教育成效;与学生共同讨论技能的操作流程;与患者充分沟通说明处置事宜,目的是让学生在操作前做到心中有数。在学生操作过程中,带教教师运用 DOPS 评分对应考核学生的操作进行观察和打分。评估内容包括:①对该临床技能的适应证、相关解剖结构的了解和步骤的熟练程度;②详细告知患者并取得同意书;③术前准备充分;④执行临床技能的技术能力;⑤视需要寻求帮助;⑥术后的相关处置(包括物品的处理及注意事项);⑦与患者沟通的技巧;⑧医学职业素养;⑨执行临床技能的整体表现。其中每一大项有许多具体的评量项目。所有项目的评量得分共 9 分,1~3 分为有待加强,4~6 分为合乎标准,7~9 分为优良。如果评价过程中无法观察到学生该项目的表现,则勾选不适用。临床教师同时记录观察到的学生表现的优缺点。在学生完成处置后,临床教师将所观察到的学生的表现及教师自己的见解或建议提供给学生,以协助其改进和成长。

三、实习考核评价体系的构建

(一)健全考核管理体系,完善管理制度建设

学校构建教务处 - 临床教学基地教学管理部门 - 临床科室三级实习考核管理体系,明确各部门在实习考核评价中的权责利。学校是实习考核的决策部门,负责

制定统一的考核管理办法和考核质量标准,组织专家完成统考试题的命题工作和校级层面的考核组织工作,并督查指导临床教学基地的考核工作。临床教学基地是实习考核的执行部门,教学管理部门负责院级层面的考核工作,并监督指导临床科室的实习考核工作。临床科室负责科室层面的考核工作。三级实习考核管理模式为实习教学质量管理机制的有效运行奠定组织基础。学校要重视实习考核制度建设的顶层设计,围绕实习的培养目标、临床教学资源条件、培养过程、培养质量制定实习考核管理制度,并结合工作实际对各项制度不断修订和完善,保证实习考核制度建设与时俱进,为实习阶段考核的有效运行提供制度支撑。

(二)统一考核评价体系,强化临床能力培养

1. 实习准入考核

以夯实医学生医学基础知识和临床基本技能为根本,以细化医学生基本临床能力为核心,建立实习准入考核制度。将转入考核与国家临床医学专业水平测试接轨,对已完成全部理论学习、即将进入临床实习的临床医学生开展水平测试,评价其是否具备本阶段必须具备的医学人文素养、医学基本知识、临床基本技能和临床能力,考核合格者方可进入临床实习。考试模式分为医学基础知识机试和临床基本技能,医学基础知识包括基础医学的解剖学、生理学、生物化学、医学微生物学、医学免疫学、药理学、病理学、病理生理学课程;临床医学的诊断学、外科学总论、内科学、外科学、妇产科学、儿科学、传染病学、皮肤性病学、神经病学、精神病学课程;医学人文的医学心理学、医学伦理学、卫生法学课程;预防医学课程。临床基本技能利用标准化病人、标准体检者和 OSCE 考查医学生病史采集、体格检查、基本操作技能、沟通交流能力和人文关怀。考试结束后,医学考试中心向院校提供水平测试数据分析报告和成绩单,学校将基础医学、临床医学、医学人文和预防医学课程考试及技能考核结果反馈至各教学单位、教研室、教师和学生。

2. 岗前培训考核

以深化实习生职业素质和职业道德教育,规范标准化诊疗流程和操作流程为目标开展实习生的岗前培训考核。岗前培训考核是对即将进入临床通科轮转的实习生进行考核,评价实习生是否具备心中有爱的仁术、临床诊疗的技术和救死扶伤的基本道术。考试模式分为理论考核和技能考核,理论考核内容包括实习医生医德医风考核评定、沟通能力、人文关怀、临床思维、医疗安全制度、医院感染基本知识等。技能考核内容包括体格检查;内科四大穿刺术;外科无菌技术、手术基本操

作、换药与拆线;基本急救技能心肺复苏;基本护理技能,如导尿、吸氧、吸痰、插胃管等。临床教学基地将培训考核结果及时反馈至教师和实习生,用于衡量实习生是否具备入科实习的条件。

3. 实习过程考核

实习过程考核是基于三级学科实习轮转,强调教学过程与评价过程相结合的发展性评价,是指持续性观察、评价、反馈和改进医学生自主学习能力、临床技能操作规范与技巧、临床思维能力、医患沟通能力和临床能力。实习过程考核包括平时考核、三级学科出科理论考试及技能考核,同时规定了平时考核占三级学科考核成绩的40%,并采用DOPS、Mini-CEX和360度评价及形成性评价与终结性评价相结合的多维度临床能力考核评价模式。平时考核由带教教师设计教学活动,学生和教师共同参与,通过讨论点评、测验点评、床旁教学指导、病史采集点评、体格检查点评、辅助检查结果判读点评、病历撰写点评、教学查房、病例讨论、小讲课知识总结、出科考核反馈、OSCE、DOPS、Mini-CEX和360度评价等方式,对学生的批判性思维能力、提出问题的能力、表达能力、团队合作能力、解决问题的能力、归纳总结能力、知识的掌握与运用能力进行评价,与此同时还要评估医学生在医患沟通、团队协作、临床思维、职业道德、心理素质和意志力等各方面的发展情况,构建实习教学内容全覆盖的形成性评价。三级学科出科理论考试是对完成每个三级学科实习轮转任务即将出科的实习生进行的理论机试和专科技能考核。内容包括三级学科基本知识、基本理论、基本技能、专科职业技能、职业素质、人文关怀、医患沟通等方面。理论考核实现信息化计算机考试,医学院校不断推进考试方法和手段信息化建设,通过引进与自建相结合的方式建立了网络题库与考试平台,并实现与各临床教学基地资源共享和功能延伸,保证考核的命题质量,考试实施、结果分析与反馈的同步和统一。技能考核采用统一的OSCE考站形式,依据实习大纲统一考核项目、操作规程和评分标准,考核重点是专科的技能操作和解决临床实际问题的能力。出科考核评价结果及时反馈教师、学生和教学管理部门,促使教师反思其教学过程,调整教学理念和教学方法;引导学生反思其学习过程并改善自身学习方法和提升学习效率;督促教学管理部门不断优化教学管理流程,提升管理效率,最终形成教学与评价相互指导、相互作用的形成性评价质量闭环保障体系,从而充分发挥评价在教育过程中的导向、监督、诊断、鉴定等功能,促进学校、教师和学生不断反思、改进和提升。

4. 阶段性考核

阶段性考核以岗位胜任力为导向,紧密结合临床实际,以典型病例为基础,基于二级学科实习轮转,重点考核实习生对临床专业知识的系统理解和综合运用程度及临床思维能力。实习生完成内科、外科、妇产科和儿科其中一个二级学科 3 个月的轮转后,进行已完成轮转的二级学科的理论机试考核和技能 OSCE 考站考核。理论考核是基于二级学科的紧密贴近临床的基础医学和临床医学的基础理论、基本知识和基本技能考核,考核的实施实行统一命题、统一计算机考核,考试内容、考试题型、评价标准与执业医师资格考试相吻合,全面评价实习生二级学科的学习效果,通过考核巩固学生的基础知识,促进整合性学习,培养学生的综合应用能力和临床思维能力。技能考核采用统一标准化病人考试、标准体模的 OSCE 五站式考核,考站内容包括病史采集、体格检查、心肺复苏、职业防护和内科/外科/妇产科/儿科技能,通过模拟临床场景评价实习生综合技能操作的熟练程度、医患沟通能力、突发场景的应急处置能力、缜密的临床思维能力、解决临床实际问题的能力、协作能力、创新能力等。考核结束后,学校将理论机试和技能考核成绩反馈给各临床教学基地,用于了解和改进实习教学。临床教学基地通过考试平台和实习生管理系统反馈实习生的得分、失分情况,用于学生强化自身理论知识的学习和反思,改进学习方法,提高分析问题和解决问题的能力。

5. 实习终结考核

实习终结考核是基于岗位胜任力培养目标达成度的综合能力评价,利用信息化考试平台和医学模拟技能中心重点评价实习生医学基本知识的掌握程度、综合分析运用理论知识解决问题的能力、临床思维能力、临床操作技能、沟通交流能力、职业素质和职业道德等。实习生完成 52 周的通科实习轮转后,进行毕业综合理论、技能考核。理论考核内容包括基础医学的生理学、生物化学、医学微生物学、医学免疫学、病理学、病理生理学、药理学;临床医学的诊断学、外科学总论、内科学、外科学、妇产科学、儿科学、传染病学、神经病学、精神病学;医学人文的卫生法学、医学心理学、医学伦理学;预防医学等课程。临床技能考核采用统一标准化病人考试、标准体模的 OSCE 九站式考核,内容包括病史采集、体格检查、职业防护、辅助检查、内科基本技能、外科基本技能、儿科基本技能、妇产科基本技能、急诊科基本技能。实习终结考核是考查实习生将已学医学理论知识融会贯通,应用于模拟急诊、门诊和病房等临床场景中完成临床病例的病史采集,进行规范的体格检查,做出初步诊断,进行专项临床技能操作、辅助检查结果的判读、鉴别诊断并确认诊断结果,给予患者合理的诊治。通过考核夯实基础医学知识,促进学生对知识进行综合思考和研究,解决临床实际问题,培养临床综合能力,强化学生与病人的沟通能力及人文关怀,完善医学生的临床思辨能力。

(三)统一考核过程管理,确保实习考核同质化

为了保证各临床教学基地的实习考核同质化,医学院校通过引进和自建的方式组建实习考核试题库,并统一各阶段考核的命题、考试过程管理和考试分析。学校组织附属医院专家命题、审题建成校级试题库,根据实习大纲和执业医师资格考试大纲更新知识点并删除陈旧试题,增加病例型选择题、案例分析题、贴近临床场景的技能操作试题,不断完善试题库的建设;在组卷过程中,严格依据实习大纲,把握好试题难易度、信度、效度和区分度。实习准入考核、阶段考核和终结考核由学校统一命题,临床教学基地统一组织实施,同一时间段进行实习生的理论考核和技能考核,学校组织专家统一巡考,保证考试管理流程的统一。学校对每一阶段的考试结果进行理论考核和技能考核的试卷分析,对成绩进行均分、标准差/正态分布、信度和效度等描述性分析,同时对各临床教学基地学生的均分进行比较,对各基地各项技能操作掌握情况进行分析和比较,对得分较低的试题知识点进行解析,并将试卷分析结果及时反馈到各临床教学基地,以便反思教学过程、改进教学方法、提高教学水平。

第九章　闭环内部教学质量保障体系

实习教学质量的管理、监测与评价是确保实习教学质量的核心和关键,构建符合临床医学教学内在规律和高校自身特点的内部教学质量保障体系是保障实习教学同质化的重要任务。医学院校健全三级教学质量保障系统,统一实习教学规范和质量控制标准,规范开展全面、全员和全程的实习质量管理、监测和评价,理顺评价结果反馈流程,持续推进实习教学质量改进,保证实习生临床能力培养质量螺旋式上升。

一、教学质量管理的内涵

教学质量管理(teaching quality management)是指通过对影响教学质量的要素进行一系列有目的、有计划、有组织的质量监控、质量评估、质量分析后,对影响质量的因素进行持续性改进,是保证教学过程各环节质量的一种管理活动。从横向结构来看,包括教师教学工作质量管理、学生学业质量管理、教务工作质量管理等要素;从纵向结构来看,包括整个教学进程的各个阶段和各主要环节。

二、高校教学质量管理基本内容

教学质量管理包括和教学有关的方方面面的管理,其特征突出全面性、全员性和全程性。

1. 全面质量管理

全面质量管理是一种全新的现代管理思想和管理技术,教学质量管理必须引进和运用这种管理思想和管理技术,以使管理更加全面、有效。其包括对学生德、智、体、美、劳全面发展的管理,对教与学的全面管理,对知识、能力、素质综合培养的管理,对理论教学和实践教学的统一管理等。

2. 全员质量管理

教学质量管理要管理教学活动的各个层面、各个环节,而且要对教学活动的所有参与者实施管理,充分调动他们的积极性,从而提高教学质量。具体包括对教师、管理人员和学生的管理。对教师的管理包括对教师的教学态度、教学作风、教学质量和教师的考核、聘任、晋升、工作等都要进行管理。对管理人员的管理包括管理为教学服务的思想、服务态度和服务质量,对管理育人、服务育人活动的开展情况和效果,有关制度建设和落实情况,对岗位责任制的建立等均应实施有效的管理。对学生的管理包括对学生的学习态度和学习效果进行管理,还要对学籍管理、组织纪律管理等制度建设和落实情况,以及学生的思想品德、遵纪守法行为等均应进行严格管理。

3. 全程质量管理

全程质量管理是对教学质量形成的全过程的管理,包括对学生质量形成过程的管理和工作过程的质量管理两个方面。对学生质量形成过程的管理包括设计并规范质量指标;加强教育教学全过程和各个教学环节、各种构成要素的管理;学生质量分析;等等。工作过程的质量管理需对影响教学管理工作的全过程实施有效的控制和严格管理。工作过程的质量管理包括对全面设计阶段的管理,要求对发展目标、整体方案和工作计划的设计做到指导思想明确、发展方向正确,做到切实可行、便于检查。对组织实施阶段的管理,要求做到组织严密,措施得力;指导及时,注重实效;协调有力,步调一致。对检查分析阶段的管理,要求做到注重调查,及时研究;找出原因,采取对策;总结经验,树立典型。对反馈调整阶段的管理,要求做到掌握信息,及时反馈;准确判断,果断决策;认真总结,改进工作。

三、教学质量监测与评价

教学管理要依据人才培养目标的要求,建立正常的教学秩序,实现良好的监测和评价,以确保人才的质量。高等医学院校应建立完善的教学管理规章制度和质量监控机制,对主要教学环节的教学质量实施全方位有效监控和评价;建立一支高水平的教学督导队伍,对日常教学工作进行检查、监督和指导。教学督导是指在教学运行过程中,借助一定的评价指标体系,科学督查教师教学质量、学生学习效果及教学管理工作,引导教、学、管三方适时调整教学行为的一项有计划、有组织的日常教学管理活动。教学督导是院校教学质量保证体系的重要组成部分,是保证教学制度落实、教学秩序稳定、教学质量提高的有效措施,也是院校依法治教、从严治学的具体体现,有利于促进优良教风、学风的形成。

四、闭环内部质量保障体系的构建

(一)建立内部质量保障体系,完善监测评价机制

医学院校以系统论和全面质量管理理论为指导,树立以学生为中心、产出导向、持续改进的教育理念,从影响实习教学质量的主要因素出发,抓住实习教学关键环节,构建由决策机构、制度保障、过程监督、信息反馈、分析利用、整改调控等构成的一套科学完整的教学质量保障体系,按照"决策—执行—检查—反馈—改进"流程,对实习目标、临床教学资源、实习教学过程和实习教学质量进行全面、全员和全程的监督与评价,形成教学质量院-校两级的监控体系、教学质量定性评价与教学效果的定量评价相结合的评价方式、实习教学奖励机制与临床教学基地动态调整相结合的运行机制,实现实习教学监督评价并持续改进的闭环。实习教学质量监督与评价体系如图9-1所示。

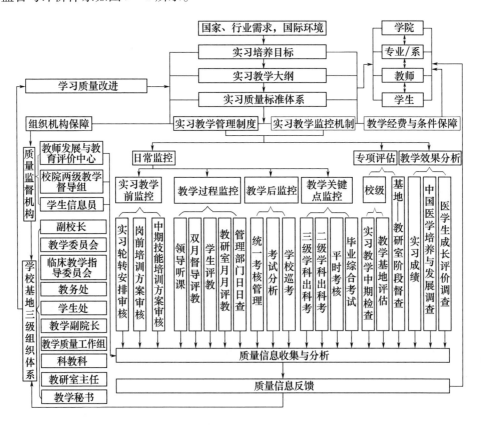

图 9-1　实习教学质量监督与评价体系

（二）设置监测评价机构,健全组织管理体系

学校设置教育评价机构和教学督导,负责校级层面的实习教学质量监控与评价工作。制定实习教学质量标准文件,明确各职能部处、临床教学基地及临床科室在实习监督与评价中的权责,实行自我管理为主、上级督查指导为辅的校级、基地及科室的三级实习教学质量管理模式,为实习教学质量管理奠定组织基础。结合临床教学基地远离学校、数量多、分布广的教学格局,借助临床实习管理平台,多措并举推进实习教学质量协同管理,畅通学校、临床教学基地和临床科室三级教学质量管理运行机制,确保实习教学质量管理同质化。

（三）统一实习规范和质量控制标准,保障内部质量评价顺利运行

学校做好制度建设的顶层设计,针对临床教学资源、临床师资、实习教学过程、教学活动质量各环节,制定临床教学基地评审标准、病历书写标准、临床技能操作规范和评分标准、教学查房规范流程和评分标准、小讲课和病例讨论的标准等教学质量标准管理制度及临床医学专业毕业实习管理细则等教学过程管理制度,并结合工作实际不断修订、完善和与时俱进,为实习教学监测与评价提供制度支撑。督学前,督导组组长根据实习教学规范和质量标准,统一思想、统一标准、统一要求,采取全体督导专家集中试评的方式,帮助专家掌握适当的督导宽严尺度,以确保督导结果的可比性、准确性和区分度。

（四）规范开展全程质量监控,压实各级教学责任

1. 校级层面实时监测与阶段质评相辅相成

学校层面对临床教学基地的教学效果实行有效的跟踪管理,评价实习教学是否完成既定的实习教学目标。学校邀请离退休专家、教学及学科带头人、临床教学专家、青年教师和管理人员组成教学督导组,通过实习教学平台对临床教学基地和临床科室进行实时实习教学监测,通过制定临床教学基地评估和实习中期教学检查方案,每年定期开展实习中期教学检查,每四年开展一次临床教学基地的评估工作,对实习教学进行总体分阶段质量监控。在督管、督教和督学过程中,督导组要加强组织领导,确保计划落实,坚持实事求是,确保实施过程的公平公正,防止督导结果的虚假,同时,要引导学生积极参与评教、评管活动,确保学生评议结果的可信度。

学校实习教学平台主要监控点:各临床教学基地每位实习生实习轮转计划;基地岗前培训和实习中期临床技能培训落实情况;基地层面二级学科出科考核实施情况;临床科室入科教育,实习带教安排,教学查房、小讲课和病例讨论等临床教学活动开展情况,专科技能培训情况,平时考核和三级学科出科考核执行情况。实时掌握各基地实习教学与教学质量标准和规范的吻合度。

学校开展临床教学基地评估和教学检查的主要监测点:临床教学基地的管理机构、规划总结、教学档案、规章制度、学生管理、学业考核管理、质量监控等教学管理工作;教学病种、教学床位、教学及生活设施、临床技能中心、信息化建设、教学经费投入、社区教学基地等临床教学资源情况;临床师资结构、参与教学、师资培养、评估奖励等临床师资情况;实习阶段岗前培训、中期培训、教学查房等教学活动、实习带教等实习教学过程;实习教学效果;等等。医学院校全面监测临床教学基地教学与学校人才培养的匹配度。

2. 基地层面教学质量监控月评与日评交相呼应

临床教学基地层面对实习教学进行持续跟踪监测,实时监控实习教学各环节与实习全过程,确保按照实习大纲完成实习教学目标。基地组建由院领导、离退休专家、临床教学专家、教学管理人员等组成的督导专家组,定期召开督导例会和专项培训会,规范并统一督导专家的监测要点、教学活动规范和质量标准,保证督导评价的同质化和一致性。制度化开展教学督导专家对实习管理全方位的双月督、临床科室实习教学的月月评、临床科室内部实习教学的日日查,保证实习教学质量评价落实到教学与管理各环节。

双月督监测点:教学管理团队的一把手负责制的履职情况,管理人员的管理落实和履职情况;临床科室入科管理的轮转计划落实,入科安排及人员管理,入科教育内容;带教管理的带教分配情况,带教师资履职情况;教学查房、小讲课和病例讨论等教学计划安排、规范开展和落实情况;出科管理的平时考核和出科考核的组织及考官安排,出科考核的规范执考及落实情况,出科考核的形式和内容。定期监测临床教学基地和临床科室实习教学的执行度。

月月评监测点:科室考评和综合带教能力评价;带教教师的师生互评、实习教学效果评价、教学六大核心能力的评价;实习生的基础知识掌握度、临床技能熟练度、医患沟通能力、团队合作能力和临床思维能力的同级同行评议;患者对实习生人文关怀、专业能力和沟通能力等的满意度。对临床科室实习全过程、参与教学全员进行过程评价,监测临床科室实习大纲达成度。

日日查监测点：入科教育与管理，实习生专人管理和落实实习带教情况，教学查房、小讲课和病例讨论的开展情况；教学台账；平时考核和出科考核的实施情况；等等。对每个临床科室进行 360 度全过程的指导、评价和反馈，并持续改进，逐步提高实习教学的质量。

（五）理顺结果反馈流程，持续改进实习质量

学校依据制定的教学质量管理系列文件，强化过程管理，明确学校、基地、科室和师生个体的相应职责、工作流程和反馈途径。督导组完成实习教学的监测与评价之后，要及时汇总实习教学存在的问题，详细分析、剖析问题，抓住实习教学主要环节，定期对院级的双月督、月月评和日日查的检查结果及校级的教学检查和基地评估结果进行当场、书面或专题会议反馈，实行校领导、教学管理人员、校院两级教学督导、同行教师和学生对教学质量的过程性评价与反馈，逐步形成校级、院级及临床科室三级逐级反馈机制。对带有倾向性的问题要集中讲评，研究解决问题的对策，限期整改并及时跟进整改情况，推进实习教学全程和全员持续进行质量改进，促进教学质量不断提升，形成常态化闭环质量保障机制。

第三部分　地方医学院校临床医学类专业同质化实习教学与管理体系实践成效

第十章　毕业实习同质化教学管理实施的效果评价

一、毕业实习同质化教学管理的实践运用

临床毕业实习教学改革既要着力调动实习生主动学习的积极性，又要不断提高实习生的交流沟通能力；病史采集、体格检查、精神状态评价和书写病历能力；对检查结果做出正确判断并做出初步诊断，进行鉴别诊断，提出合理治疗原则，掌握常见基本技能操作，紧急患者的急救处理等临床能力；与此同时还要保证教学的同质性。基于医学生临床能力培养的临床医学类专业同质化毕业实习教学管理模式，即构建规范分级临床教学基地体系、制度化临床教学组织管理体系、标准化临床教学资源体系、规范化临床师资培养体系、统一化临床能力培养体系、统一考核评价体系和闭环的内部教学质量监控体系，较好地适应当今医学实践教学的需求。笔者所在学校广西医科大学已经在全部临床教学基地开展同质化毕业实习教学与管理的实践运用，包括广西医科大学第一附属医院、广西医科大学第二附属医院、广西医科大学附属肿瘤医院、广西医科大学附属武鸣医院、广西医科大学第三附属医院、广西医科大学第四附属医院、广西医科大学第五附属医院、广西医科大学第六附属医院、广西医科大学第七附属医院、广西医科大学第八附属医院、广西医科大学第九附属医院、广西医科大学第十附属医院、广西医科大学附属民族医院、广西医科大学附属柳州市柳铁中心医院、广西医科大学附属柳州市人民医院等。

在总结国内外医学院校毕业实习教学与管理经验的基础上，根据《中国本科医学教育标准—临床医学专业（2016 版）》中对于教育计划、学业成绩考核、教师、教育资源、教育评价、管理与行政、持续改进等医学教育的最基本要求，以及广西医科大学专业认证结果、审核评估结果及临床医学专业分阶段考试第一阶段和第二阶段考核结果，我校组织校外用人单位、区教育厅专家、区卫健委专家，学校和临床教学基地的离退休临床专家、教学及学科带头人、临床教学专家、青年教师和管理人员研讨广西医科大学毕业实习同质化教学方案，并率先垂范，2018 年在广西医科大学第一附属医院、广西医科大学第二附属医院和广西医科大学附属肿瘤医院 3 家直属附属医院进行实践应用，2020 年逐步将实践应用单位扩展到所有的 15 家临

床教学基地。我校根据每年毕业实习教学中期检查结果、临床教学基地评估结果、校级两级督导意见,以及基地教学管理人员、科室教学秘书、实习带教教师等对实习教学的问卷调查结果,逐步完善并优化同质化毕业实习教学方案,至今已开展了4年教学实践,取得了良好的实习教学效果。

二、毕业实习教学与管理成效

1. 实习阶段考核成绩均质性良好

(1)各年级实习成绩稳步提高,且均质性良好。2018年,我校开始在广西医科大学第一附属医院、广西医科大学第二附属医院和广西医科大学附属肿瘤医院实施毕业实习同质化教学与管理。2020年,开始在15家临床教学基地同步实施。从临床医学类专业实习生实习成绩分析结果可以看出,各基地的实习生平均实习成绩稳步提高,从2015级临床医学类专业实习平均成绩的83.57分到2017级的86.94分。85分以上占比逐步提高,详见表10-1和图10-1。我校2017级临床医学类专业完成毕业实习总人数为1 168人,其中实习成绩排名前10%的人数为161人,占本校实考人数的13.78%;排名后10%的人数为9人,占本校实考人数的0.77%。全体实习生的平均成绩为86.94分,15家临床教学基地实习成绩均值无统计学差异。各临床教学基地2017级临床医学类专业实习平均成绩见表10-2,2017级临床医学类专业实习成绩分布情况如图10-2所示。

表10-1 2015~2017级临床医学类专业实习成绩统计表

年级	实习成绩平均分	85分以上比率/%
2015级	83.57	76.36
2016级	85.17	80.73
2017级	86.94	81.18

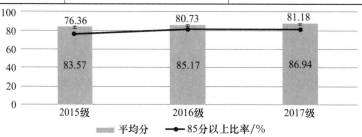

图10-1 各年级实习平均成绩情况图

表 10 - 2 各临床教学基地 2017 级临床医学类专业实习平均成绩统计表

基地名称	平均分	参考人数	最高分	最低分	标准差
广西医科大学第一附属医院	90.53	150	95.33	88.07	3.28
广西医科大学第二附属医院	89.5	150	94.96	87.63	2.21
广西医科大学附属肿瘤医院	87.07	25	91.33	83.08	5.74
广西医科大学附属武鸣医院	87.33	75	90.34	84.33	3.57
广西医科大学第三附属医院	85.38	75	91.23	82.52	5.29
广西医科大学第四附属医院	87.47	65	89.28	85.39	2.04
广西医科大学第五附属医院	85.92	75	90.23	81.27	6.07
广西医科大学第六附属医院	88.15	98	92.37	84.13	4.21
广西医科大学第七附属医院	86.3	65	89.53	83.57	2.21
广西医科大学第八附属医院	87.35	65	93.41	83.91	4.21
广西医科大学第九附属医院	85.24	60	90.56	82.37	3.58
广西医科大学第十附属医院	85.1	70	90.53	82.21	3.5
广西医科大学附属民族医院	89.1	65	93.12	85.24	3.6
广西医科大学附属柳州市柳铁中心医院	84.4	60	90.34	82.35	3.16
广西医科大学附属柳州市人民医院	85.24	65	89.15	83.34	3.62

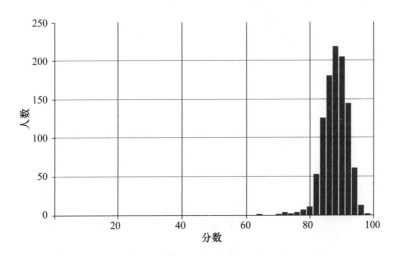

图 10 - 2 2017 级临床医学类专业实习成绩分布情况

（2）毕业综合考试成绩逐年提高。从 2015 级（2020 年）至 2017 级（2022 年）毕业综合考试理论考试成绩分析结果，可以发现各年级实习生的基础医学模块、临床医学模块、医学人文模块和预防医学模块的掌握率逐渐升高，特别是临床医学模块，从 2020 年的 77.68% 提高到 85.26%，说明毕业实习同质化教学模式持续强化实习生临床知识的效果尤为明显，详见表 10 - 3 和图 10 - 3。从毕业综合技能考核成绩分析结果，可以发现各年级实习生的临床能力逐年提高，表现在临床基本技能、临床表现、治疗原则和医学人文掌握率显著提高，这表明临床能力培养模式可以显著提高实习生的岗位胜任力，详见表 10 - 4 和图 10 - 4。

表 10 - 3　2015~2017 级临床医学类专业各教学模块掌握率情况　　单位：%

教学模块	2015 级	2016 级	2017 级
基础医学	76.44	80.33	82.44
临床医学	77.68	81.37	85.26
医学人文	87.13	93.39	92.26
预防医学	76.33	77.41	80.99

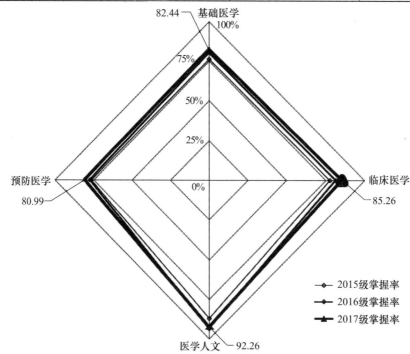

图 10 - 3　2015~2017 级临床医学类专业各教学模块掌握率

表 10 - 4　2015~2017 级毕业综合技能考核各模块掌握率情况　　单位:%

技能考核要点	2015 级	2016 级	2017 级
临床基本技能	76.75	79.33	82.13
病因与发病机制	73.22	79.1	80.91
临床表现	75.91	84.77	89.31
辅助检查	74.66	83.08	85.19
诊断与鉴别诊断	75.54	84.79	87.45
治疗原则	78.66	83.97	89.31
具体处置措施	66.65	72.8	76.51
并发症及其诊断治疗	68.67	78.16	79.31
医学人文	84.13	89.26	90.19

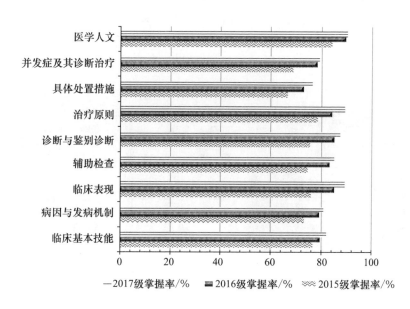

图 10 - 4　毕业综合技能考核各考核要点掌握率

2. 医学生综合素质和技术技能水平显著提高

(1)2021 年全国医学技术技能大赛喜获优异成绩。2021 年,我校组织遴选、培训学生参加第十届中国大学生医学技术技能大赛临床医学专业赛道华南分区赛,临床医学专业赛道获华南区一等奖,成功入围临床医学专业五年制赛道全国总决赛,并斩获第十届中国大学生医学技术技能大赛临床医学专业五年制赛道总决赛银奖(图10-5)和中国大学生医学技术技能大赛优秀组织高校奖(图10-6),充分展现了临床实践能力培养成效。

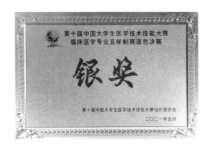 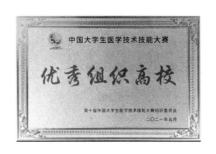

图10-5　第十届中国大学生医学技术技能大赛　　　　图10-6　中国大学生医学技术
临床医学专业五年制赛道总决赛银奖　　　　　　　　技能大赛优秀组织高校

　　(2)2021年全区医学生综合能力竞赛喜获特等奖。2021年,我校组织遴选、培训3支队伍12名选手参加2021年广西医学生综合能力竞赛,经过激烈角逐,最终斩获特等奖1项、一等奖1项(图10-7)、二等奖1项,7名同学获得"优秀选手"称号(图10-8)。

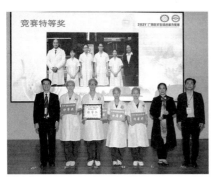 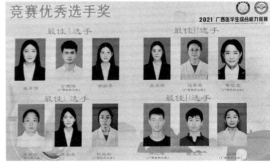

10-7　竞赛特等奖获得者　　　　　　　10-8　竞赛优秀选手奖获得者

三、我校临床医学类专业的第三方评价满意度高

　　2021年中国医学生培养与发展调查报告显示,实习生对我校医学教育质量满意的学生占94.01%,对临床课程与见习满意的学生占96.57%,对临床实习满意的学生占91.16%。

　　麦可思的广西医科大学2021—2022年临床医学类专业学生成长评价报告显示,我校实习生对实习实践内容的满意度为95%,对实习实践安排的满意度为

91%,对临床实习轮转安排的满意度平均为84%,对岗前培训的满意度为88%,对实习中期技能培训的满意度为87%,对带教教师的满意度为85%,对出科考核、中期考核和毕业综合技能考核的满意度均在90%以上,对学生管理工作的满意度为85%,对教学查房、小讲课和病历讨论的满意度为87%、90%和90%。

2021年麦可思毕业生培养目标达成与职业发展评价报告显示,我校培养目标与行业发展需求的契合度高,课程体系设置满足了学生发展需要。我校2016届毕业生中有七成以上(71%)学生认为所学专业培养目标符合相关行业发展需求,高于全国"双一流"院校,毕业生对专业课程设置的合理度评价为91%,与全国"双一流"院校2016届(74%)相比具有优势。毕业生对母校教学整体评价较高,教师指导、教学模式得到认可。我校2016届毕业生对母校的总体教学满意度评价为92%,对各方面的满意度评价均在九成及以上,尤其是对"教师指导效果""理论联系实际的教学模式"满意度(分别为95%、94%)较高。

1. 2021 年中国医学生培养与发展调查报告

(1)实习生对实习医院的评价高。广西医科大学有1 218名学生参与了医学生培养与发展调查,调查结果显示,学生临床学习所在的医院对教学很重视(3.75),考核和评估客观公正(3.74),医院教学资源充足(3.70),具体如图10-9所示。

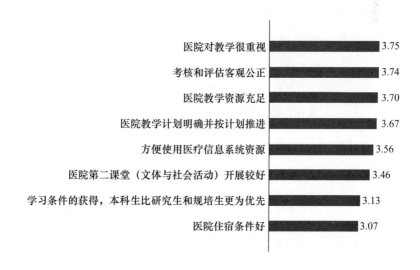

医院对教学很重视 3.75
考核和评估客观公正 3.74
医院教学资源充足 3.70
医院教学计划明确并按计划推进 3.67
方便使用医疗信息系统资源 3.56
医院第二课堂(文体与社会活动)开展较好 3.46
学习条件的获得,本科生比研究生和规培生更为优先 3.13
医院住宿条件好 3.07

图 10 - 9 实习生对实习医院的评价

(2)学生行为参与度高。根据对临床医学生的访谈,以及咨询临床医学教育专家的意见,将学生在临床实习期间的行为分为教学查房、文献学习、相关讲座、病例汇报、患者收置和临床操作等 6 个方面,每个方面考察学生的参与情况。调查结果显示,受访学生参与度较高的是参与教学查房(3.66)、参与病例汇报(3.53)和参与临床操作(3.48),具体如图 10 - 10 所示。

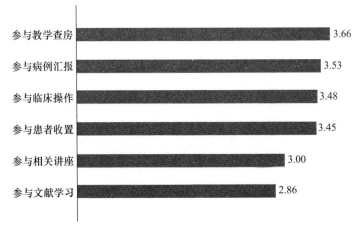

图 10 - 10 学生行为参与度

(3)对医疗工作者行为评价较高。调查学生临床实习期间所见到的医疗工作者行为,调查结果显示,受访学生评价较高的医疗工作者行为是医疗工作者在医疗工作中非常有责任(3.95)、医疗工作者在医疗时注重对医学生的示范和榜样作用(3.88)和医疗工作者在教学中注意自己的言行对学生的影响(3.82),具体如图 10 - 11 所示。

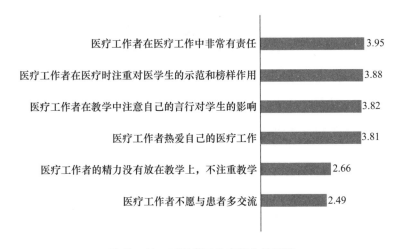

图 10 - 11 对医疗工作者行为的评价

（4）实习事件经历。调查学生临床学习期间所经历的事件,调查结果显示,发生的频率较高的事件是被要求做他人的个人事情(2.00)、经历医患冲突(1.97)和感觉在办事过程中受到刁难(1.84),具体如图 10 - 12 所示。因此,在临床学习过程中,要注意减少学生在实习中遇到负面事件的频率。

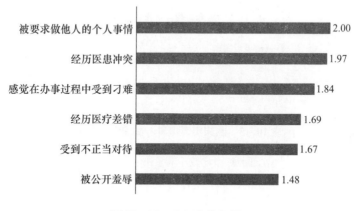

图 10 - 12 实习事件经历

（5）互动行为。根据临床实习情境,按实习互动群体进行评价,相关群体为:带教教师、临床医生、护士、患者及家属、同学/同伴及医院其他人员。调查学生临床实习期间的互动参与度,调查结果显示,学生与同学/同伴互动的频率较高(4.01),与护士互动的频率较低(3.06),具体如图 10 - 13 所示。

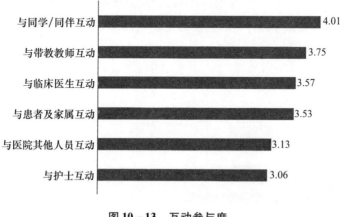

图 10 - 13 互动参与度

（6）实习出科考试评价。调查学生对临床实习出科考试的满意度评价,评价较高的是考试公平(3.76),具体如图 10 - 14 所示。临床实习出科考试满意度评价具体见表 10 – 5。

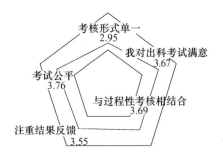

图 10 – 14   实习出科考试评价

表 10 – 5   临床实习出科考试满意度评价   单位:%

	非常不同意	比较不同意	一般	比较同意	非常同意
考核形式单一	5.30	21.34	50.45	19.27	3.64
考试公平	0.65	1.98	34.62	46.15	16.60
注重结果反馈	1.74	5.26	40.77	40.40	11.83
与过程性考核相结合	1.05	3.04	35.91	46.23	13.77
我对出科考试满意	0.89	2.96	37.00	46.11	13.04

（7）实习收获:身份肯定和鼓励。受访学生按肯定和鼓励自己的医学生身份的频次进行排序(图 10 – 15)发现,收到最多身份肯定和鼓励的是自己的带教教师(46.40%),收到最少身份肯定和鼓励的是护士(0.04%)。

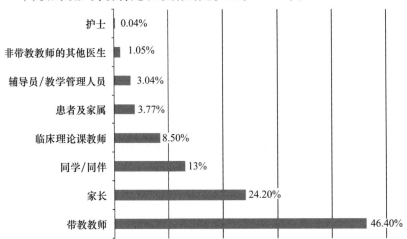

图 10 – 15   肯定和鼓励自己的医学生身份的频次排序

（8）实习科室收获。受访学生收获较大的实习科室是内科（48.54%）、外科（32.55%）和妇产科（6.60%），具体如图 10－16 所示。

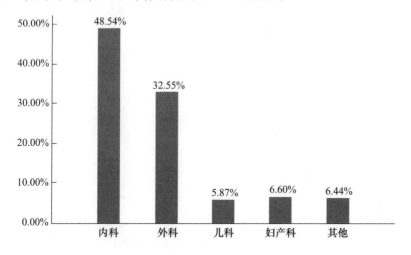

图 10－16　实习科室收获

（9）社区医院实习成效。关于社区医院实习增加了自己去社区医院的可能性，47.53% 的受访学生表示同意，37.71% 的受访学生表示一般，14.76% 的受访学生表示不同意。关于社区医院实习增加了自己对全科医学的认识，70.74% 的受访学生表示同意，27.11% 的受访学生表示一般，2.15% 的受访学生表示不同意。具体如图 10－17 所示。

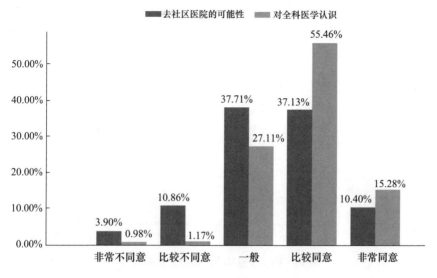

图 10－17　社区医院实习成效

（10）社区医院实习评价。关于社区医院实习安排合理性,68.14%的受访学生表示同意,28.35%的受访学生表示一般,3.52%的受访学生表示不同意。关于社区医院实习满意度,60.79%的受访学生表示同意,34.46%的受访学生表示一般,4.75%的受访学生表示不同意。具体如图10-18所示。

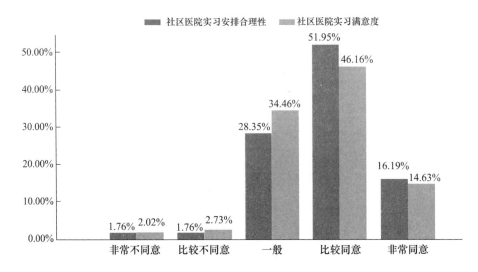

图10-18 社区医院实习评价

（11）毕业实习的教学质量满意度。我校共有1 218名临床医学类专业实习生参与全国医学教育发展中心发起的 CMSS 调查,结果显示,从临床实习来看,85.44%的学生对临床实习教学质量满意,12.72%的学生表示中立。具体如图10-19所示。

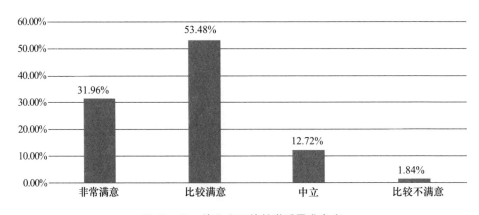

图10-19 毕业实习的教学质量满意度

2. 2021～2022 学年学生成长评价报告

（1）实践教学。实践教学是学校教学培养的重要环节,也是学生理论结合实践的重要途径。有效的实习或见习不仅可以提升学生的能力和知识水平,也可以让学生加深对未来职业发展及就业岗位的理解。我校 2021～2022 学年临床医学类大五学生参与实习实践的比例(98%)接近100%,各专业学生参与实习实践的比例均较高,同时学生对于实习实践的内容、实习实践时间安排的满意度分别为95%、91%,体现出我校实践教学开展效果较好,学生对实践教学认同度整体较高。

（2）临床实习。从实习医院生活条件来看,我校 2021～2022 学年临床医学类大五学生对实习医院总体生活条件的满意度为 77%。其中,对食堂服务与饭菜质量的满意度较高,对实习医院住宿条件与管理、实习医院洗浴条件与管理的总体满意度相对较低。从专业层面来看,麻醉学、医学影像学专业学生对临床实习医院各项生活条件的满意度均相对较高,需关注临床医学("5＋3"一体化)、临床医学(五年制)、临床医学(农村订单定向免费医学生)专业学生对实习医院生活条件的评价,并有针对性地加以改善。

从实习医院教学条件来看,我校 2021～2022 学年临床医学类大五学生对实习医院总体教学条件的满意度为 83%。其中,对实习医院值班室、见习教室的满意度相对较高,对实习医院教室的满意度相对较低。具体来看,医学影像学、临床医学("5＋3"一体化)专业学生对实习医院各项教学条件的满意度均较高,临床医学(农村订单定向免费医学生)专业学生对实习医院各项教学条件的满意度均较低,尤其是实习医院教室,该专业需要进一步关注这方面的情况。

从临床实习过程来看,我校 2021～2022 学年临床医学类大五学生对实习医院轮转、岗前培训、中期技能培训、出科考试等方面的满意度评价分布在84%～94%,整体评价相对较高。具体来看,临床医学("5＋3"一体化)专业对各方面的满意度均高于本校临床医学类专业平均水平,实习效果整体较好;需要注意的是,临床医学(农村订单定向免费医学生)专业对临床实习过程多方面的评价低于本校临床医学类专业平均水平,实习过程中需要进一步关注。尤其是在实习医院病历讨论、实习医院小讲课、实习医院学生管理工作、实习医院出科考核、实习医院教学查房等方面。

临床医学类专业学生对实习医院各方面的满意度评价见表10－6。

表 10-6　临床医学类专业学生对实习医院各方面的满意度评价　　单位:%

临床医学评价指标	临床实习轮转安排	实习医院岗前培训	实习医院中期技能培训	实习医院出科考核	实习医院中期考核	实习医院毕业综合技能考核	实习医院教学查房	实习医院小讲课	实习医院病历讨论	实习医院学生管理工作
临床医学类专业平均	84	88	87	92	92	94	87	90	90	85
临床医学（"5+3"一体化）	93	88	89	92	93	97	95	96	96	90
临床医学（农村订单定向免费医学生）	87	87	83	84	87	96	80	81	77	77
临床医学（五年制）	81	89	88	92	92	94	86	89	89	84

（3）教学行为。带教教师能够及时反馈学生的提问,且带教过程表达清晰明确。我校 2021～2022 学年临床医学类大五学生对实习带教教师"及时反馈学生的提问"（85%）、"带教过程表达清晰明确"（80%）的评价较高,对"带教时间外给学生提供辅导答疑"（64%）、"注重实习内容的挑战性"（65%）、"注重启发诱导式教学"（67%）的评价较低,可加以关注。具体如图 10-20 所示。上述方面是我校教师教学过程中需要重点改善的地方,教师需要根据学生的特点及学生的评价反馈改善教学过程。

（4）教师指导。九成以上学生接受过学业指导,且对学业指导各方面的满意度较高。我校 2021～2022 学年临床医学类大五学生有超九成（93%）的人接受过学业指导。其中获得学业指导的途径主要是"学校或学院提供的辅导课程或相关活动"（57%）、"辅导员帮助解决相关问题"（50%）、"任课教师在授课过程中帮助解决相关问题"（47%）。具体如图 10-21 所示。从学业指导帮助度来看,学业指导帮助度反映了学校学业指导工作的开展效果。我校 2021～2022 学年学生认为各项学业指导有帮助的比例均在九成以上（92%～99%）,我校学业指导工作开展

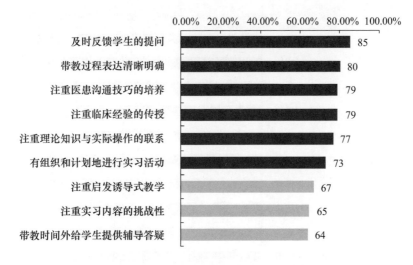

图 10 - 20　临床医学类专业带教教师各项行为高频发生的比例

效果好。同时,结合师生交流程度来看,我校 2021 ~ 2022 学年临床医学类大五学生每周至少一次或每月至少一次与任课教师课下交流的比例仅为 40% ,学生与教师的沟通交流频率有待进一步提升。

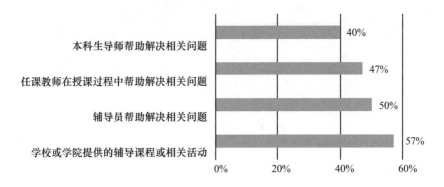

图 10 - 21　临床医学类专业学生学业指导帮助度评价

(5)医学基本能力提升。我校 2021 ~ 2022 学年临床医学类大五学生主要在病史采集(98%)、沟通表达(96%)、临床诊断(96%)等方面提升明显,在急救处理(84%)能力上提升相对较少。具体如图 10 - 22 所示。

从专业层面来看,临床医学("5 + 3"一体化)、临床医学(农村订单定向免费医学生)专业在急救处理、临终患者治疗、临床判断和决策能力上有待提升。各专业临床能力提升情况见表 10 - 7。

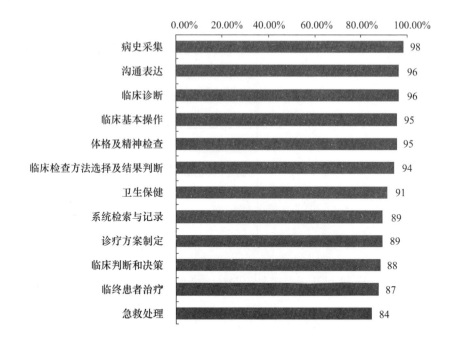

图 10 - 22 临床能力评价

表 10 - 7 各专业临床能力提升情况表

专业名称	医学基本能力	基本能力提升明显的比例/%
	专业平均	94
	病史采集	100
	沟通表达	100
	体格及精神检查	98
	临床检查方法选择及结果判断	97
	卫生保健	95
临床医学 ("5+3"一体化)	临床基本操作	95
	临床诊断	94
	临床判断和决策	92
	系统检索与记录	91
	诊疗方案制定	91
	临终患者治疗	90
	急救处理	89

续表 10 - 7

专业名称	医学基本能力	基本能力提升明显的比例/%
临床医学 （五年制）	专业平均	92
	病史采集	97
	临床诊断	96
	体格及精神检查	95
	临床基本操作	95
	沟通表达	95
	临床检查方法选择及结果判断	94
	卫生保健	90
	系统检索与记录	89
	诊疗方案制定	89
	临床判断和决策	88
	临终患者治疗	87
	急救处理	83
临床医学 （农村订单定向 免费医学生）	专业平均	90
	临床诊断	100
	病史采集	100
	沟通表达	98
	临床检查方法选择及结果判断	96
	临床基本操作	94
	体格及精神检查	91
	卫生保健	90
	系统检索与记录	88
	诊疗方案制定	88
	临床判断和决策	84
	急救处理	81
	临终患者治疗	76

（6）医学职业素养。我校 2021～2022 学年临床医学类大五学生主要在合作学习、健康责任意识、自主学习和终身学习方面提升明显（均为 97%），在全球健康意识（88%）上有待加强。具体如图 10-23 所示。

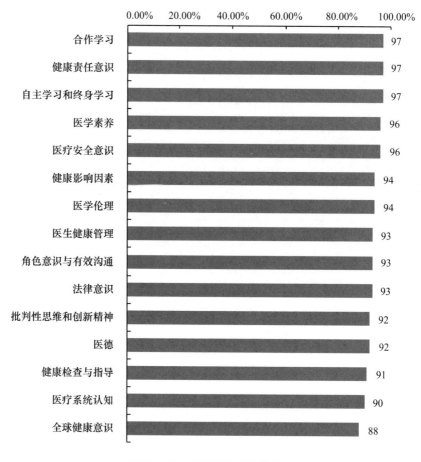

图 10-23　医学职业素养统计

从专业层面来看，临床医学（"5+3"一体化）专业在多项医学职业素养上提升明显的比例较高，临床医学（农村订单定向免费医学生）提升明显的比例相对较低，尤其是法律意识、全球健康意识、医学伦理、角色意识与有效沟通、医学素养。具体见表 10-8。

表 10 - 8　各专业医学职业素养提升情况表

专业名称	医学职业素养	职业素养提升明显的比例/%
临床医学 ("5+3"一体化)	专业平均	95
	角色意识与有效沟通	100
	医学伦理	98
	合作学习	98
	医学素养	98
	自主学习和终身学习	98
	健康责任意识	97
临床医学 ("5+3"一体化)	医德	96
	健康影响因素	95
	医疗安全意识	95
	医疗系统认知	93
	批判性思维和创新精神	93
	法律意识	92
	医生健康管理	91
	健康检查与指导	91
	全球健康意识	91
临床医学 (五年制)	专业平均	93
	医学素养	98
	健康责任意识	98
	合作学习	97
	自主学习和终身学习	96
	医疗安全意识	96
	医学伦理	95
	法律意识	95
	健康影响因素	94
	角色意识与有效沟通	93
	医生健康管理	92
	批判性思维和创新精神	91

续表 10 - 8

专业名称	医学职业素养	职业素养提升明显的比例/%
临床医学 (五年制)	健康检查与指导	91
	医德	90
	医疗系统认知	90
	全球健康意识	87
临床医学 (农村订单定向 免费医学生)	专业平均	89
	医疗安全意识	98
	批判性思维和创新精神	96
	合作学习	95
	自主学习和终身学习	94
	健康责任意识	94
	医生健康管理	93
	健康检查与指导	92
	健康影响因素	90
	医疗系统认知	87
	医德	87
	医学素养	83
	角色意识与有效沟通	83
	医学伦理	82
	全球健康意识	77
	法律意识	77

(7)实习满意度。实习教学是学生了解社会、接触生产实际,获取、掌握生产现场相关知识的重要途径,在培养学生实践能力、创新精神,树立事业心、责任感等方面有着重要作用。我校 2021～2022 学年临床医学类大五学生对实习实践的内容、实习实践时间安排的满意度分别为 95%、91%,如图 10 - 24 所示。

我校 2021～2022 学年临床医学类大五学生对实习医院总体生活条件的满意度为 77%。其中,对实习医院食堂服务与饭菜质量的满意度较高,对实习医院住宿条件与管理、实习医院洗浴条件与管理的总体满意度相对较低,具体见表 10 - 9。从专业层面来看,临床医学("5 + 3"一体化)、临床医学(五年制)对临床实习医院

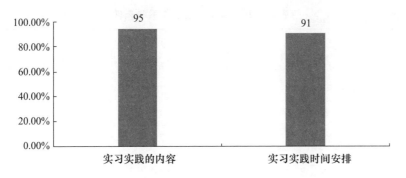

图 10 – 24 实习满意度

各项生活条件的满意度均相对较高,临床医学(农村订单定向免费医学生)对实习医院各项生活条件的满意度评价偏低。

表 10 – 9 实习医院总体生活条件的满意度 单位:%

专业名称	实习医院总体生活条件	实习医院食堂服务与饭菜质量	实习医院住宿条件与管理	实习医院洗浴条件与管理
临床医学类专业平均	77	74	67	67
临床医学("5+3"一体化)	98	85	98	98
临床医学(五年制)	93	93	86	88
临床医学(农村订单定向免费医学生)	77	70	68	72

我校 2021～2022 学年临床医学类大五学生对实习医院总体教学条件的满意度为 83%。其中,对实习医院值班室、见习教室的满意度相对较高,对实习医院教室的满意度相对较低,具体见表 10 – 10。具体来看,临床医学("5+3"一体化)专业学生对实习医院各项教学条件的满意度均较高,临床医学(农村订单定向免费医学生)专业学生对实习医院各项教学条件的满意度均较低,尤其是实习医院教室,该专业需要进一步关注这方面的情况。

表 10 - 10   实习医院总体教学条件   单位:%

专业名称	实习医院总体教学条件	实习医院教室	实习医院见习教室	实习医院值班室
临床医学类专业平均	83	78	81	82
临床医学("5 + 3"一体化)	97	93	93	85
临床医学(五年制)	80	75	77	82
临床医学 (农村订单定向免费医学生)	77	64	75	71

我校 2021 ~ 2022 学年临床医学("5 + 3"一体化)专业学生对临床实习轮转安排的满意度相对较高,麻醉学专业学生对临床实习轮转安排的满意度相对较低,具体如图 10 - 25 所示。

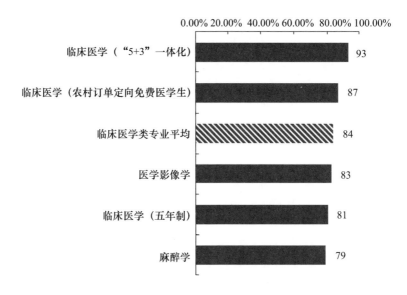

图 10 - 25   临床实习轮转安排的满意度

我校 2021 ~ 2022 学年临床医学(五年制)专业学生对临床实习岗前培训的满意度(89%)相对较高,麻醉学专业学生对临床实习岗前培训的满意度(82%)相对较低,具体如图 10 - 26 所示。

我校 2021 ~ 2022 学年麻醉学专业学生对临床实习中期技能培训的满意度

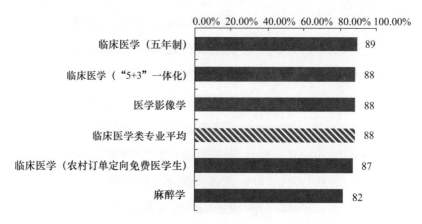

图 10 – 26　临床实习岗前培训的满意度

（90%）相对较高,医学影像学专业学生对临床实习中期技能培训的满意度（79%）
相对较低,如图 10 – 27 所示。

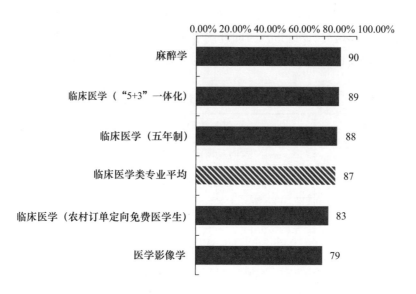

图 10 – 27　临床实习中期技能培训的满意度

我校 2021～2022 学年临床医学类大五学生对实习带教教师"及时反馈学生的
提问"（85%）、"带教过程表达清晰明确"（80%）的评价较高,对"带教时间外给学
生提供辅导答疑"（64%）、"注重实习内容的挑战性"（65%）、"注重启发诱导式教
学"（67%）的评价较低,可加以关注。具体如图 10 – 28 所示。

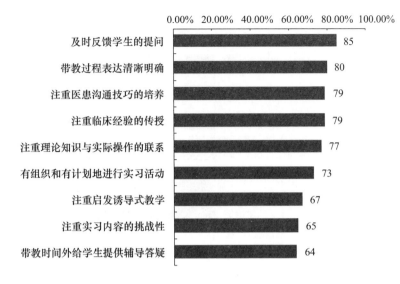

图 10 - 28 对实习带教教师的满意度

我校 2021～2022 学年各专业学生对临床实习带教教师"及时反馈学生的提问"的满意度相对较高,对"带教时间外给学生提供辅导答疑""注重实习内容的挑战性""注重启发诱导式教学"的满意度相对较低。具体内容见表 10 - 11。

10 - 11 各专业学生对带教教师的满意度

专业名称	带教教师评价	满意度/%
临床医学 ("5 + 3"一体化)	及时反馈学生的提问	90
	注重理论知识与实际操作的联系	86
	注重医患沟通技巧的培养	86
	注重临床经验的传授	85
	带教过程表达清晰明确	85
	有组织和有计划地进行实习活动	79
	注重实习内容的挑战性	78
	注重启发诱导式教学	75
	带教时间外给学生提供辅导答疑	72

续表 10 – 11

专业名称	带教教师评价	满意度/%
临床医学 （农村订单定向 免费医学生）	及时反馈学生的提问	77
	注重理论知识与实际操作的联系	71
	注重医患沟通技巧的培养	71
	带教过程表达清晰明确	70
	注重临床经验的传授	70
	有组织和有计划地进行实习活动	64
	注重实习内容的挑战性	60
	注重启发诱导式教学	59
	带教时间外给学生提供辅导答疑	57
临床医学 （五年制）	及时反馈学生的提问	84
	带教过程表达清晰明确	81
	注重医患沟通技巧的培养	79
	注重临床经验的传授	78
	注重理论知识与实际操作的联系	76
	有组织和有计划地进行实习活动	73
	注重启发诱导式教学	65
	带教时间外给学生提供辅导答疑	63
	注重实习内容的挑战性	62

我校 2021～2022 学年各临床医学类专业大五学生对实习医院出科考核、中期考核和毕业综合技能考核的满意度均较高，大多数专业的满意度均在九成以上。其中，临床医学（农村订单定向免费医学生）专业学生对实习医院出科考核、中期考核的满意度（分别为 84%、87%）较低，需加以注意。具体见表 10 – 12。

表 10 – 12　实习医院出科考核、中期考核和毕业综合技能考核的满意度　　单位:%

专业名称	实习医院出科考核	实习医院中期考核	实习医院毕业 综合技能考核
临床医学类专业平均	92	92	94

续表 10 - 12

专业名称	实习医院出科考核	实习医院中期考核	实习医院毕业综合技能考核
临床医学("5+3"一体化)	92	93	97
临床医学(五年制)	92	92	94
临床医学(农村订单定向免费医学生)	84	87	96

　　我校 2021～2022 学年临床医学("5+3"一体化)专业大五学生对实习医院教学查房、小讲课和病历讨论的满意度均为 95% ,但临床医学(农村订单定向免费医学生)、临床医学(五年制)专业对这些方面的满意度相对较低。具体见表10-13。

10-13　实习医院教学查房、小讲课、病历讨论的满意度　　　　单位:%

专业名称	实习医院教学查房	实习医院小讲课	实习医院病历讨论
临床医学类专业平均	87	90	90
临床医学("5+3"一体化)	95	95	95
临床医学(五年制)	86	89	89
临床医学(农村订单定向免费医学生)	80	81	77

3. 毕业生培养目标达成与职业发展评价报告

　　(1)能力达成:毕业生整体能力达成情况较好。临床医学类专业毕业生科学和学术领域、临床能力领域、健康与社会领域、职业素养领域达成情况整体较好,个别能力需要加强培养。临床医学类专业毕业生基本要求达成情况见表10-14,毕业生四大领域达成度整体较好,能力培养基本满足毕业生工作或深造需求。个别能力需要在培养过程中给予关注:科学和学术领域的中医知识的达成度相对偏低;临床能力领域的急救处理、系统检索与记录的达成度相对较低;健康与社会领域的医疗系统认知、全球健康意识的达成度相对较低;职业素养领域的自主学习和终身学习的达成度相对较低。

表10-14　临床医学类专业毕业生基本要求达成情况　　　　单位:%

科学和学术领域	达成度	健康与社会领域	达成度
相关学科知识	86	角色意识与有效沟通	95
医学知识应用	85	健康责任意识	93
循证医学运用	73	健康检查与指导	91
病理知识	72	医疗安全意识	91
科学素养	72	健康影响因素	89
中医知识	68	全球健康意识	85
		医疗系统认知	84
临床能力领域	达成度	职业素养领域	达成度
病史采集	95	医德	95
临床判断和决策	95	医学素养	93
临床诊断	94	医学伦理	91
体格及精神检查	92	合作学习	91
临床检查方法选择及结果判断	91	医生健康管理	88
临床基本操作	89	批判性思维和创新精神	88
沟通表达	88	法律意识	87
诊疗方案制定	88	自主学习和终身学习	85
临终患者治疗	87		
卫生保健	86		
系统检索与记录	81		
急救处理	78		

　　(2)教学评价:毕业生对母校教学的总体满意度高。毕业生对母校教学整体评价较高,教师指导、教学模式得到认可。毕业生对母校教学的评价,不仅可以反映学校的教学培养效果,也可以反映学校教学对学生职业发展的帮助情况。我校2016届毕业生对母校的总体教学满意度评价为92%,对各方面的满意度评价均在九成及以上,尤其是对"教师指导效果""理论联系实际的教学模式"的满意度(分部为95%、94%)较高,我校教学得到毕业生的高度认可。具体如图10-29所示。

　　(3)临床医学类专业目标达成度。临床医学类专业本科毕业生应达到的基本要求包括科学和学术领域(表10-15)、临床能力领域(表10-16)、健康与社会领域(表10-17)和职业素养领域(表10-18)等四个方面。

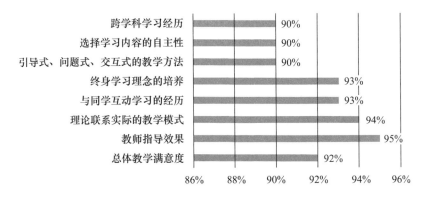

图10-29 毕业生对母校教学各方面满意度评价

表10-15 临床医学类专业科学和学术领域对应表

科学和学术领域	描述
相关学科知识	具备自然科学、人文社会科学、医学等学科的基础知识并掌握科学方法,能够用于指导未来的学习和医学实践
医学知识应用	能够应用医学等科学知识处理个体、群体和卫生系统中的问题
病理知识	能够描述生命各阶段疾病的病因、发病机制、自然病程、临床表现、诊断、治疗及预后
循证医学运用	能够获取、甄别、理解并应用医学等科学文献中的证据
中医知识	能够掌握中国传统医学的基本特点和诊疗基本原则
科学素养	能够应用常用的科学方法,提出相应的科学问题并进行探讨

表10-16 临床医学类专业临床能力领域对应表

临床能力领域	描述
沟通表达	具有良好的交流沟通能力,能够与患者及其家属、同行和其他卫生专业人员等进行有效的交流
病史采集	能够全面、系统、正确地采集病史
体格及精神检查	能够系统、规范地进行体格检查及精神状态评价,规范地书写病历
临床诊断	能够依据病史和体格检查中的发现,形成初步判断,并进行鉴别诊断,提出合理的治疗原则

续表 10 - 16

临床能力领域	描述
临床检查方法选择及结果判断	能够根据患者的病情、安全和成本效益等因素,选择适宜的临床检查方法并能说明其合理性,对检查结果能做出判断和解释
临床基本操作	能够选择并安全地实施各种常见的临床基本操作
临床判断和决策	能够根据不断获取的证据做出临床判断和决策,在上级医生指导下确定进一步的诊疗方案并说明其合理性
诊疗方案制定	能够了解患者的问题、意见、关注点和偏好,使患者及其家属充分理解病情;努力同患者及其家属共同制订诊疗计划,并就诊疗方案的风险和益处进行沟通,使他们在充分知情的前提下选择诊疗方案;能够依据客观证据,提出安全、有效、经济的治疗方案
卫生保健	能够将疾病预防、早期发现、卫生保健和慢性疾病管理等知识和理念结合到临床实践中
急救处理	能够发现并评价病情程度及变化,对需要紧急处理的患者进行急救处理
临终患者治疗	能够掌握临终患者的治疗原则,沟通患者家属或监护人,避免不必要的检查或治疗。能够用对症、心理支持等姑息治疗的方法来达到人道主义的目的,提高舒适度并使患者获得应有的尊严
系统检索与记录	能够在临床数据系统中有效地检索、解读和记录信息

表 10 - 17　健康与社会领域对应表

健康与社会领域	描述
健康责任意识	具有保护并促进个体和人群健康的责任意识
健康影响因素	能够了解影响人群健康、疾病和有效治疗的因素,包括健康不公平和不平等的相关问题,文化、精神和社会价值观的多样化,以及社会经济、心理状态和自然环境因素
角色意识与有效沟通	能够以不同的角色进行有效沟通,如开展健康教育等
健康检查与指导	能够解释和评估人群的健康检查和预防措施,包括人群健康状况的监测、患者随访、用药、康复治疗及其他方面的指导等

续表 10 – 17

健康与社会领域	描述
医疗安全意识	能够了解医院医疗质量保障和医疗安全管理体系,明确自己的业务能力与权限,重视患者安全,及时识别对患者不利的危险因素
医疗系统认知	能够了解我国医疗卫生系统的结构和功能,以及各组成部门的职能和相互关系,理解合理分配有限资源的原则,以满足个人、群体和国家的健康需求
全球健康意识	能够理解全球健康问题及健康和疾病的决定因素

表 10 – 18 临床医学类专业职业素养领域对应表

职业素养领域	描述
医德	能够根据《中国医师道德准则》为所有患者提供人道主义的医疗服务
医学素养	能够了解医疗卫生领域职业精神的内涵,在工作中养成同理心、尊重患者和提供优质服务等行为,树立真诚、正直、团队合作和领导力等素养
医学伦理	能够掌握医学伦理学的主要原理,并将其应用于医疗服务中。能够与患者及其家属、同行和其他卫生专业人员等有效地沟通伦理问题
医生健康管理	能够了解影响医生健康的因素,如疲劳、压力和交叉感染等,并注意在医疗服务中有意识地控制这些因素,同时知晓自身健康对患者可能构成的危险
法律意识	能够了解并遵守医疗行业的基本法律法规和职业道德
合作学习	能够意识到自己专业知识的局限性,尊重其他卫生从业人员,并注重相互合作和学习
自主学习和终身学习	树立自主学习、终身学习的观念,认识到持续自我完善的重要性,不断追求卓越
批判性思维和创新精神	具有科学的态度,具有批判性思维和创新精神

(4)临床医学类专业科学和学术领域达成度。我校临床医学类专业在科学和学术领域中,相关学科知识(86%)、医学知识应用(85%)的达成度较高,中医知识

（68%）的达成度相对偏低，具体如图10－30所示。

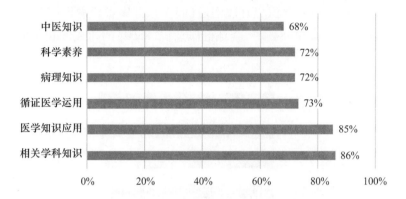

图10－30　临床医学类专业科学和学术领域目标达成度

　　我校2016届临床医学类专业在临床能力领域中，病史采集（95%）、临床判断和决策（95%）、临床诊断（94%）的达成度相对较高，急救处理（78%）、系统检索与记录（81%）的达成度相对较低。具体如图10－31所示。

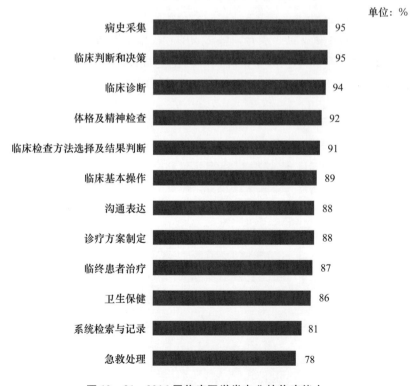

图10－31　2016届临床医学类专业的临床能力

（5）临床医学类专业健康与社会领域达成度。我校2016届临床医学专业在健康与社会领域中，角色意识与有效沟通（95%）、健康责任意识（93%）的达成度相对较高，医疗系统认知（84%）、全球健康意识（85%）的达成度相对较低。具体如图10-32所示。

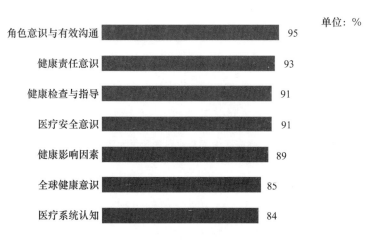

单位：%

图10-32 2016届临床医学类专业的健康与社会领域达成度

（6）临床医学类专业职业素养领域达成度。我校2016届临床医学专业在职业素养领域中，医德（95%）、医学素养（93%）的达成度相对较高，自主学习和终身学习（85%）的达成度相对较低。具体如图10-33所示。

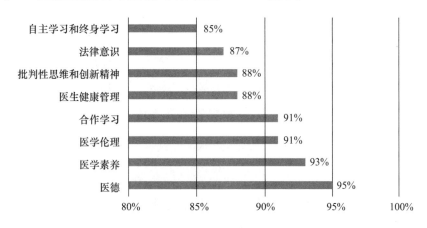

图10-33 临床医学类专业职业素养领域达成度

附　　录

广西医科大学临床医学专业毕业实习管理细则（试行）
桂医大教〔2021〕号

第一章　总　　则

第一条　为了临床医学专业毕业实习管理工作更加规范化、制度化，根据《医学教育临床实践管理暂行规定》（卫科教发〔2008〕45 号）、《中国本科医学教育标准—临床医学专业（2016 版）》、《教育部关于加强和规范普通本科高校实习管理工作的意见》（教高函〔2019〕12 号）和有关文件精神，结合我校实际情况，特制定本细则。

第二章　毕业实习的任务和时间

第二条　临床医学专业毕业实习科室及要求。实习科室包括内科、外科、妇产科、儿科、神经内科、传染科/感染科、急诊科、中医科及社区等。要求学生通过临床诊疗活动，熟悉常见病、多发病的诊断和处理，学会采集病史、体格检查、书写医疗文件和一般急症的诊断、急救及处理，培养学生的自学能力、搜集信息能力、临床思维能力、创新能力及理论联系实际解决问题的能力。

第三条　临床医学专业毕业实习时间。毕业实习 52 周，实习鉴定不少于 48 周，其中岗前培训一周，不停岗中期技能培训一周，学生在实习科室内按照二级学科进行分组轮转，依次完成实习任务。毕业实习安排详见附件 1。

第三章　毕业实习工作的管理

第四条　毕业实习实行学校统一管理，有关单位分工负责，协同完成。教务处是毕业实习教学管理的职能部门，主要职责是：

1. 制定临床医学专业毕业实习的目标、规划，以及管理规章制度。

2. 组织专家审定实习计划、实习大纲、实习要求、质量标准和实习考核办法。

3. 统筹落实实习安排；选拔各实习基地的实习组长及副组长；下发实习通知、

实习名单。

4. 组织实习生动员大会;主办校级临床技能竞赛,并选拔选手参加区级和国家级临床技能竞赛;组织实习生病历书写等各类竞赛。

5. 组织专家完成实习期间二级学科出科理论和技能考试、毕业综合技能考试的命题、审题和考试组织工作。

6. 负责毕业实习成绩核算及实习生鉴定手册审核并归档工作。

7. 负责临床教学基地的建设、管理与评估;组织专家开展临床教学中期检查,并反馈临床教学质量。

8. 主办临床教学工作研讨会,传达教学文件、总结教学经验、互通教学信息、表彰教学先进、研讨医学教育改革的新思路。

9. 推进实习教学管理的信息化建设。

10. 落实实习用车安排、实习经费预算与管理。

11. 开展临床教学基地及毕业实习的其他相关工作。

第五条 直属附属医院(含全科医学院)是毕业实习的管理单位,教学管理部门的主要职责是:

1. 第一临床医学院根据人才培养方案,牵头制定五年制临床医学和临床医学专业("5+3"一体化)的毕业实习计划、毕业实习和岗前培训大纲、质量标准和考核要求等文件。

2. 全科医学院制定五年制临床医学专业(农村订单定向免费医学生)的三甲实习、常见病/多发病医院实习和社区实习的毕业实习计划、实习大纲、质量标准和考核要求等文件;遴选、建设、管理、评估常见病/多发病医院实习及社区实习的临床教学基地,签订实习协议,明确各自权利、义务和责任;负责全科医学院实习经费预算和报销事宜;负责毕业实习成绩的核算、提交工作。

第六条 直属附属医院(含全科医学院)学生管理部门职责。第一临床医学院、第二临床医学院和肿瘤医学院负责五年制临床医学专业实习生管理工作,第一临床医学院负责临床医学专业("5+3"一体化)实习生管理工作,全科医学院负责五年制临床医学专业(农村订单定向免费医学生)实习生管理工作,具体职责如下:

1. 根据临床教学基地的实习名额,落实实习名单并报教务处,负责学生编组,做好院级实习组长和副组长的选拔和培训工作。

2. 审核回生源地实习学生的材料并报教务处备案;做好回生源地实习学生管理工作。

3. 负责学生往返学校与临床教学基地的接送相关工作,负责院级实习生动员、实习安全教育、实习纪律教育,以及实习生请假管理、违纪处理等工作。

4. 与各临床教学基地共同加强实习生管理工作,关心学生生活,及时掌握学生的思想和学习动态,做好学生的思想政治教育、心理健康、安全教育跟踪、实习生外宿审批等工作。

5. 定期检查学生的毕业实习情况,每年至少巡查一遍。全面了解学生的学习和生活状况,重点排查学生的考勤和外宿情况;加强对学生的安全教育工作;及时反馈存在的问题,并积极配合教学基地做好学生的思想工作。

第七条　临床教学基地是毕业实习的具体实施单位,教务部或教务科的主要职责是:

1. 完善基地的规章制度和各级教学管理人员工作职责;制订年度教学计划和教学工作总结,做好年度教学经费预算,不断加强实习基地建设,完善实习教学条件。

2. 提供统一、安全、舒适的住宿环境和学习环境,并做好环境的预防性消毒、卫生清洁和通风等后勤保障工作,安排专职实习生宿舍管理员,对宿舍进行封闭式管理,及时检查并排除实习期间实习生住宿的安全隐患。

3. 负责实习全过程管理工作,配备专职教学管理人员和实习生的兼职班主任,负责学生的思想政治教育、实习教学、行政管理和生活安排等工作,对责任心不强、实习不认真、实习任务不按时完成及有缺点错误的学生给予及时批评教育,从严要求并限期改正。

4. 建立汇报制度,定期向分管副院长汇报教学情况,加强与学校联系,以便互通信息,起到互相支持、促进教学的作用。

5. 做好实习生到岗后接待、宿舍安排、防疫知识培训工作;按照实习计划和实习大纲,结合医院实际情况组织编排实习轮转表并报教务处审核;监督临床科室认真组织实施。

6. 按照学校的实习前强化训练大纲(详见附件2)和实习要求进行实习生岗前培训与考核工作。按照学校中期技能培训范围做好实习生中期技能培训和院级临床技能竞赛工作,组织做好校级临床技能竞赛的院级选手的培训与参赛工作。

7. 组织实施实习生二级学科出科理论和出科技能考核,以及毕业综合技能考核工作。

8. 做好校级、院级和临床科室的台账目录,以及三级实习档案的管理与归档工作。

9. 定期组织院领导、督导员及管理人员检查各科室的带教工作和毕业实习计划执行情况;定期召开师生座谈会和教学工作会议,广泛听取师生的意见和要求,总结反馈实习教学质量和实习效果。

10.严格执行实习生请假制度,做好实习全周期的实习生考勤,督促科室(病区)做好实习生日常考勤;实习生请假一天之内要经带教教师审批,三天之内要经所在实习科室主任审批,并报教务部或教务科审批备案,一周之内(含一周,包括周六、周日)要经基地教务部或教务科、直属附属医院学生管理部门审批,并及时履行销假手续。

第八条 临床科室(或病区)是直接负责毕业实习的基层单位,主要职责是:

1.科主任对实习质量负全面责任。临床科室主任和教学秘书负责切实抓好毕业实习教学工作及实习生的管理,检查和指导毕业实习工作,指定专人(教学秘书)负责入科培训、带教安排、教学活动安排、考勤及出科考试等工作。

2.各科应指定具有责任心、临床教学经验丰富的高年资医师带教。医护人员要协同一致、严格管理,加强对实习生的思想和业务学习的指导。

3.根据实习大纲,重视实习生的医学人文、职业素养、沟通技巧及"三基""三严"训练,尤其要注意全身查体、病历书写和常用诊疗技术操作的基本功训练,培养实习生的自学能力、临床思维能力和操作能力。定期安排病历书写培训、临床技能培训、教学查房、小讲课和病例讨论等教学活动安排及档案整理工作。

4.科室负责实习生入科教育,让实习生熟悉本科室医生日常工作程序,熟悉实习大纲中本科室需掌握、熟悉、了解的病种和技能操作、病房环境及各项治疗设施的放置。

5.对实习生进行严格考勤管理;进行平时考核和出科考核,对实习生的思想品德政治表现、学习态度、工作纪律、医疗作风、理论知识、病历质量、技术操作等进行全面评价,并将其成绩记入实习鉴定表中。实习生需及时完成实习鉴定,并妥善保管实习鉴定手册,出科时送交下一实习科室。

6.实习期间要求实习生书写分管病人的完整病历25份。带教教师批改后的病历交科室保存,实习结束时统一上交基地教学管理部门。

第九条 毕业实习实行带教教师负责制,带教教师的主要职责是:

1.负责科室实习期间的学习和管理工作,每个学生的带教教师应保持相对固定。如果带教教师离科时间超过一周以上,科室应另行安排带教教师,每位带教教师带教学生数不得超过5人。

2.依据《医学教育临床实践管理暂行规定》(卫科教发〔2008〕45号),按照实习医师管理手册的具体要求,实施临床带教工作,言传身教,以自己的模范行为,为学生树立榜样。

3. 对学生严格管理,每天检查学生的出勤和学习情况,并完成实习生的平时考核、出科考核和出科鉴定工作。

4. 指导学生进行规范的全面体格检查和书写完整病历,并认真及时修改病历、病情记录,让实习生掌握本科室常见病的诊断、鉴别诊断和治疗。

5. 耐心指导各项操作,严格临床技能的训练,每周对学生至少进行 1 次一对一的示教和临床技能操作指导。

6. 外科类的实习,要做到带教教师上手术台,学生必须跟随进手术室,并严格进行穿衣、戴帽、洗手、消毒、手术操作等所有能让学生操作的手术专门技能训练。

7. 做好临床实习系统管理工作。

第十条　实习组长职责。根据各临床教学基地的实习生数,由学校会同直属附属医院(含全科医学院)选定 1～3 名思想政治好、工作能力强的学生担任正、副组长。其主要职责是:

1. 与临床教学基地和学校相关部门对接,做好相关信息的上传下达。

2. 了解掌握实习生的思想动态、学习和生活情况,掌握第一手资料,并定期向学校和基地教务部或教务科汇报。

3. 负责检查、督促本基地的实习计划完成情况,做好实习生鉴定相关材料的准备和实习生总结评语。

4. 做好本基地实习生考勤、实习生宿舍安全和清洁卫生的监督工作。

5. 以身作则,严守医院各项规章制度,勤奋学习,尊敬师长,团结同学,完成实习任务。

第十一条　实习医师的职责是:

1. 处理好考研与实习的关系,按照实习大纲和实习计划的要求,积极完成毕业实习任务,巩固和丰富医学理论知识,掌握基本的医疗技能,加强独立思考的工作能力。

2. 严格遵守学校和临床教学基地的规章制度、安全制度、实习纪律和操作规程等,服从所在医院的领导,尊重各级各类医师、护士及其他工作人员。同学之间应相互关爱,与兄弟院校实习医师要和谐相处。

3. 实习期间要注意交通及人身安全,遵守学校和实习单位的相关住宿管理规定,必须在医院安排的宿舍集中住宿,不得在外住宿,因特殊原因需外宿,需经所属学院学生管理部门审批后方能外宿。

4. 严格按照实习医院教学管理部门制订的轮转计划实习,在病区经管 6～8 张病床,并负责病员的诊治工作,每日 3 次巡视病员,对病员要有责任感,及时了解其病情变化、饮食、思想状况和护理工作的执行情况。

5. 实行 8 小时工作制、24 小时责任制及定期值班制,双休日(或节假日)不值班者,需参加早上的查房。

6. 每日早上 7:30 前进入科室,对经管病人巡视检查。按时参加医护人员交班、晨会,在上级医师带领下进行查房。查房时,实习生应床边报告病人病史、检查结果、病情变化并提出诊断及处理意见。查房后应及时记录上级医师查房的意见。

7. 接诊转入院病人时,应立即在带教教师带领下,检查处理病人,同时向上级医师汇报,24 小时内完成病历书写。在临床实习中负责书写各项记录,书写内容按卫生部颁布的《病历书写基本规范》(卫医政发〔2010〕11 号)和《广西壮族自治区医疗机构病历书写规范与管理规定(第三版)》要求执行。病历和各项记录须经上级医师修改、签字。按要求书写规范、完整的病历,在带教教师在场指导下,做全面规范的体格检查。

8. 在带教教师的指导下,参加科室一般诊疗操作,如输液、输血、换药、导尿、穿刺手术等,严格遵照无菌技术操作。未曾单独操作过的,须先由上级医师示教、带教。学生的操作必须有带教教师在场。

9. 在带教教师的指导下,根据患者病情需要,填写化验、X 线检查申请单及一般医嘱处方,但实习医师无处方权,一切用药及处理均须上级医师复查、签字后方有效。

10. 应经常深入病室,严密观察患者病情变化,关心患者的思想情况,发现问题及时汇报并请示上级医师。实习生无权向患者做说明和解释。

11. 应参加科室的夜间值班、节假日值班及危重病人的抢救值班。对危重病人的抢救经过应详细记录。

12. 在完成医疗工作的同时,应学习护理知识,协同护士做观察治疗(包括抽血、补液、灌肠等)及手术前皮肤准备等工作。

13. 保持病历资料的清洁整齐,按规定顺序粘贴各种检查报告单,及时了解各种检验报告结果并结合病情进行分析。

14. 按时参加教学查房、病例分析、疑难病例讨论、学术报告、死亡病例讨论、实习生专题讲座及必要的会议等。

15. 如发生严重医疗差错、事故或违法乱纪者,应向上级医师和科室主任及时汇报,并及时向所属学院和学校报告。

第四章　毕业实习的组织工作

第十二条　临床医学毕业实习的组织工作包括实习计划的制订、实习医院的落实、实习生的分配及实习过程的管理。

第十三条　实习计划的制订。包括实习科室轮转、实习时间、实习要求和实习考核等内容。

第十四条　实习医院的落实。根据临床教学基地的教学条件、师资力量、教学水平、住宿床位和学习场所,以及学校的办学实际等情况确定基地数量。

第十五条　实习生的分配。以教学基地教学条件为依据,对学生人数、男女比例等做出合理安排。

第十六条　实习过程的管理。具体如下:

1.组织实习生动员大会,主要包括学习有关实习文件,明确实习计划、实习要求和考核要求;组织学生进行纪律和道德教育、法律和安全教育,树立良好的医德医风和全心全意为病人服务的思想;学习实习医师职责;开展如何处理考研与实习冲突的专题讲座;等等。

2.下发实习通知和实习名单,建立各实习组的组织机构(组长、副组长),确定实习的具体日期。

3.根据学校提供的实习介绍信分赴实习医院,基地做好学生来院后的接待工作,安排好学生的食宿。

4.组织岗前培训与技能考核,由教务部或教务科组织学生学习教学基地的规章制度和门诊、病房工作制度等;学习《实习医师职责》《实习医师守则》等有关实习工作的文件;介绍毕业实习的组织管理和带教计划;按照学校的岗前培训大纲组织开展培训与考核工作,技能操作培训要求每 8~10 名实习生配 1 位指导教师全程指导规范操作,并逐一进行规范操作考核。

5.按照学校的实习计划,结合医院的具体情况,确定实习科室轮转计划并具体落实到各临床科室和教研组,经学校逐一审核后按计划进入各实习科室,召开科(组)主任会,布置带教任务,落实教学秘书和带教教师,分配实习生分管床位,安排学生进科室实习。定期组织实习生的政治学习,加强政治思想及医德、医风教育,提高其思想觉悟。

6.开展入科教育,包括本科室掌握的常见病病种、常见技能操作、病历书写规范、手写大病历数量(内科 10 份,外科 8 份,妇产科 3 份,儿科 4 份)、实习考核、实习纪律、医生日常工作程序、病房环境、各项治疗设施的放置等内容和要求,介绍科室的基本情况和要求,进一步明确实习医师守则、实习医师职责。

7. 开展教学活动,临床科室做好教学活动安排,教学查房每周一次,主持人一般由临床经验丰富的副高或以上职称的医师担任;小讲课每两周一次,授课教师由教学经验较丰富的中级或以上职称的医师担任;病例讨论每两周一次,主持人一般由教学经验较丰富的副高或以上职称的医师担任。

8. 规范实习生考勤,由带教教师记录实习生考勤情况,指导实习生进行临床诊疗和临床技能操作,按照病历书写规范对实习生手写大病历进行规范批改等。

9. 加强实习检查指导。基地要全面负责实习生的学习生活,不定期召开带教教师座谈会,交流带教经验,解决带教过程中出现的问题。召开学生座谈会,了解学生的实习情况,定期检查实习教学执行情况;学校每年 10 ~ 11 月定期派人到临床教学基地检查指导,抽考实习生技能操作,抽查实习生手写大病历及批改情况,召开管理人员、带教教师和实习生座谈会,了解和解决实习中各种具体问题。

10. 组织技能竞赛,每年 9 ~ 10 月基地组织院级临床技能竞赛并遴选校赛选手进行培训,11 月参加校级临床技能竞赛。

第五章　回生源地实习学生的管理

第十七条 实习单位须是学生生源地所在的医院,必须是医科院校的教学医院,且是国家三级甲等综合医院(中医医院除外),医院的临床科室设置要满足实习大纲要求。

第十八条 回生源地实习学生由所在实习单位安排带教教师,在实习计划规定的时间内指导学生完成实习环节的各项教学活动。

第十九条 各直属附属医院的学生管理部门负责对学生提交的有实习单位盖章的医院简介、实习医院出具的同意接收函和学生承诺书进行审核,并于每年 4 月 15 日前将符合条件的学生名单整理汇总后报教务处实践科。

第二十条 学生管理部门对回生源地实习学生要严格管理,监督学生认真完成实习系统的入科教育、教学活动、考勤、病种、技能操作、手写病历批改情况、技能操作考核及评分表等数据的填报和上传,按时完成实习系统的三级学科出科理论考核。

第二十一条 学生管理部门负责对回生源地实习的学生的安全和实习纪律的监督工作,以及学校相关通知及要求的下达工作。

第二十二条 学生要严格遵守实习纪律和实习单位的规章制度,按时提交毕业实习轮转安排,经审核后录入实习管理系统,按照实习要求认真完成实习教学活动、三级学科出科理论和技能考核。服从实习单位带教教师的安排。在实习期间,原则上不得变更实习单位,中途确需变更实习单位的,应重新履行申请审批手续,未经批准,不得擅自离开实习单位,违者以旷实习论处,并按《广西医科大学学生处分规定》的有关规定处理。

第二十三条 学生应认真完成实习教学计划规定的各项内容,多与所属学院沟通,每月至少与学院的负责教师联系一次,及时汇报实习情况和实习中存在的问题。

第二十四条 学生需按时参加学校组织的二级学科出科理论考试、二级学科出科技能考试和毕业综合技能考核,无故不参加考核者,实习成绩不予认定。

第二十五条 学生实习所产生的一切费用(包括实习费、交通费、住宿费等)由学生本人承担,个人安全问题由学生及家长负责,实习质量由学生个人负责,学校依据实际情况进行认定。

第六章 毕业实习实行待岗制

第二十六条 实习医师在实习期间因不遵守实习纪律、服务态度不好、学习不上进、不参与临床诊疗等问题,上报所属学生管理部门,经基地教育不改者,教学基地有权暂停实习。实习医师对自己所犯错误进行反省,认真学习学校毕业实习管理细则等有关文件后书写检查,经学校进行教育,提高思想认识,端正学习态度后方可继续上岗实习。如上岗后仍出现以上问题,基地可要求退回学校,学校接回后,经学院教育后由学院或个人联系基地上岗实习,实习经费自理。如上岗后仍然表现不好,学校给予停止实习,按有关规定处理。

第七章 毕业实习的考核

第二十七条 毕业实习的考核主要包括:平时考核、三级学科出科考核和二级学科(内科、外科、妇产科、儿科)出科考核三部分。

第二十八条 平时考核。平时考核包括医德医风、学习态度、制度遵守、出勤情况、病史采集、体格检查、辅助检查结果判读、专科技能操作、病历书写等评分;对无故或考研不参加实习,且累计时间超过轮转科室实习时间1/3 者,取消其出科考试资格,并按相关规定给予处理。

1. 实习生小结。每科实习结束前三天,实习生要认真逐项填写实习科室的实习内容,并记录入科教育、收治病种、技能操作等情况,参加教学查房、小讲课、病历讨论教学活动记录,进行带教教师评价,并进行实习小结。坚持实事求是,不弄虚作假,如被查出违反规定,根据情节给予相应处分。

2. 实习科室考评。学生在每个科室实习结束前,实习带教教师要根据实习大纲要求认真填写实习平时考核表,由科主任评定成绩并签字。实习生在各科室实

习期间如有下列情况者,酌情扣除平时考核分数:

(1)无故不参加值班、查房,一次扣 2 分。

(2)无故不参加专题讲座、各临床病案讨论等,一次扣 1.5 分。

(3)请事假一天扣 0.5 分,病假不扣分。

(4)无故旷工一天扣 8 分。

(5)迟到、早退一次扣 0.5 分,迟到、早退三次扣 8 分。

第二十九条　三级学科出科考核。由各基地组织实施,考试方式包括理论和临床技能考核。理论技能考核部分采用客观结构化临床技能考试(OSCE)等考核评价方式,突出学生的能力培养。临床技能考核按《湘雅临床技能培训教程(第 2 版)》评分标准执行。

第三十条　二级学科出科考核。在实习期间,学校组织开展内科、外科、妇产科、儿科的出科理论和技能考核,由学校命题,临床教学基地统一时间组织实施考核。理论考核由基地按照学校期末考试要求组织实施;技能考核采用 5 站的客观结构化临床技能考试(OSCE)等考核评价方式,每站选派 2 名考官(中级职称及以上),同时做好考官、SP 病人、体检模特、引导员、物品准备员等招募及培训工作,提前根据考试要求准备好相应模具、耗材。每站考核 8 分钟,考官按照学校考试要求严格规范执考。

第三十一条　毕业实习成绩的学分评定和管理。临床医学专业毕业实习成绩 100 分,计 48 学分。总成绩 = 平时考核(占 20%) + 三级学科出科考核成绩(占 20%) + 二级学科出科考核成绩(共占 60%,其中理论考试成绩占 30%、技能考核成绩占 30%)。以上考核成绩不及格者,不设补考,需重新实习进行考核。

第三十二条　毕业综合考试技能考试部分由学校命题,临床教学基地统一时间组织实施考核,共设置 9 站,包括病史采集、体格检查、职业防护、辅助检查、内科基本技能、外科基本技能、儿科基本技能、妇产科基本技能、急诊基本技能。具体考核要求与二级学科出科技能考核相同。

第三十三条　各级别临床技能竞赛选手成绩认定:校级临床技能竞赛选手的二级学科出科考核成绩按同年级最高成绩认定;区级临床技能竞赛选手的实习成绩按同年级最高成绩认定;国家级临床技能竞赛选手毕业综合考试技能考试部分免考,且实习成绩和毕业综合考试技能考试部分按同年级最高成绩认定。

第八章　考勤、纪律和处分

第三十四条　考勤。实习生必须按时出勤,不得迟到、早退、旷课。由带教教师考勤,教学秘书不定期抽查实习生出勤情况,出现问题及时解决并上报教学管理部门。

第三十五条　请假与销假。

1.事假:学生在实习期间一般不得请事假,如有特殊情况必须亲自处理,需请事假,具体程序见《广西医科大学实习生请假管理规定》。

2.病假:凭医院疾病证明。

3.节假日:实习生无寒暑假,国家法定的节假日(元旦、春节、清明节、劳动节、端午节、中秋节、国庆节等)须服从科室安排和工作需要,按科室安排值班,不值班者原地休息。

4.报考研究生休假:参加研究生入学考试者,考试假和复习假按《广西医科大学实习生请假管理规定》执行。

第三十六条　违规处理。

1.实习生在实习期间旷课1学时扣平时成绩1分(每天按8学时计算)。平时成绩不及格者出科成绩以不及格论,重补实习。旷课累计10学时给予警告处分,旷课累计20学时给予严重警告处分,旷课累计30学时给予记过处分,旷课累计50学时及以上者按退学处理。

2.对实习生进行纪律处分,需由所在实习科室提出书面意见,教研室核实情况签署意见,经教学管理部门负责人审阅后,报学校教务处和学生管理部门。

第九章　附　　则

第三十七条　本细则自公布之日起执行,由教务处负责解释,麻醉学、医学影像学、儿科学、精神医学和六年制(英语授课)临床医学专业等临床医学类专业参照执行。

附件1:

临床医学专业毕业实习安排表

实习科目	实习时间/周	实习科室	实习时间分配/周
岗前培训	1		1
内科学	13	心血管内科	3
		呼吸内科	3
		消化内科	3
		医院特色科室一	2
		医院特色科室二	2
外科学	12	普外科一	3
		普外科二	3
		骨科	2
		医院特色科室一	2
		医院特色科室二	2
妇产科学	6	妇科、产科	6
儿科学	6	儿科	6
神经病学	2	神经内科	2
传染病学	2	传染科或感染科	2
急诊医学	2	急诊科	2
社区实习	2	社区	2
中医学	1~2周	中医科	1~2
选修实习	1		1
总计	48		48

附件 2：

实习前强化训练大纲

一、职业素质与职业道德

1.《实习医生医德医风考核评定标准》。

2. 沟通能力、人文关怀。

二、病历书写能力

《广西壮族自治区医疗机构病历书写规范与管理规定(第三版)》。

三、《医疗质量安全核心制度要点》(2018 版)

四、医院感染基本知识和技能

1. 手卫生。

2. 消毒、隔离。

3. 穿脱隔离衣。

4. 职业暴露相关知识(含传染病防控知识)。

五、临床基本技能

(一)体格检查

(二)内科基本技能

1. 胸腔穿刺。

2. 腹腔穿刺。

3. 骨髓穿刺。

4. 腰椎穿刺。

(三)外科基本技能

1. 无菌技术：手术区消毒、铺巾、外科洗手或刷手法、穿脱手术衣、戴无菌手套。

2. 手术基本操作：切开、缝合、结扎、止血。

3. 换药与拆线。

(四)基本急救技能心肺复苏

(五)基本护理技能

1. 导尿。

2. 吸氧。

3. 吸痰。

4. 插胃管。

广西医科大学本科生临床实习教学活动规范(试行)

第一章 总 则

第一条 为了规范医学类专业实习教学活动的标准和流程,确保实习教学效果,特制定本规范。

第二条 本规范适用于临床医学类专业的毕业实习,口腔医学、法医学、预防医学、妇幼保健医学等医学类专业的临床实习。

第二章 临床教学查房规范

第三条 临床教学查房能够培养医学生观察诊疗病人、正确处理医患关系的能力;提高学生临床辩证思维、诊断和治疗能力,巩固基础理论、基础知识和基本技能;促进临床教师教学意识的培养、教学水平的提高。

第四条 查房要求。

1.临床科室要有计划地进行教学查房,每周一次。

2.查房主持人一般由临床经验丰富的副高或以上职称的医师担任。

3.教学目标是培养学生如何观察和诊疗病人,引导学生应用理论知识去解决病人的具体临床问题,培养学生的临床思维,提高学生的临床操作技能。同时,培养学生对病人的人文关怀和沟通能力,树立良好的医德医风。

4.选择最需要解决的临床问题(诊断或治疗)作为具体的查房目标,不要面面俱到,更不要变成小讲课。

5.采用启发式教学,引导学生的求知欲望,培养学生的临床思维,充分体现学生"学"的主动性。

6.教师应做到为人师表,礼貌待人,体恤病人,着装大方,谈吐文雅。

第五条 查房准备。

1.主持教学查房的教师应按照教学大纲要求及根据教研室(科室)安排,事先做好准备,撰写教学查房教案和讲稿,准备多媒体课件。教研室(科室)主任应事先听取主持教师准备情况的简要汇报,给予指导和认可。对于新担任此项工作的教师,教研室(科室或病区)可组织集体备课,授课前预讲,给予指导。

2.教师应事先选择符合教学大纲要求、具有典型性或便于对某一症候群进行鉴别诊断的病例,以常见病、多发病为主。一般不选择诊断不明确的疑难杂症。教师要重视基本理论、基本知识、基本技能的培训,并对教学内容的掌握、熟悉、了解三级要求层次分明。

3.教学查房应提前 3 天以上确定病例,并通知实习医师、住院医师、主治医师等相关人员做好相应准备。

4.实习医师准备。

查房前实习医师要提前熟悉患者的病情和体征、辅助检查结果,了解疾病发生、进展过程及尚未解决的问题,复习相关理论知识,准备好病史汇报,以及必要的临床辅助检查材料,如实验室检查资料、心电图、X 线片、CT 片等。

5.主持教学查房教师准备。

熟悉病情,全面掌握病情的演变和目前的诊治情况。查阅相关专业知识和新进展资料。事先要查看病人,并取得病人的合作和许可。注意体现问诊的技巧和全面的专业知识背景,注意体格检查规范化示教,加强学生体格检查规范化训练,及时纠正学生体格检查中的错误。

6.查房时各级医师的站位及入出病房顺序。

查房时,病人左侧从头到脚的方向依次站位为:汇报病史的实习医师、病人的主管医师、其他参与教学查房的实习医师;病人右侧从头到脚的方向依次站位为:教学查房主持人、查体的实习医师(如果汇报病史和查体的实习医师为同一人,则站在病人右侧)、其他实习医师。

各级医师的站位如下图所示。

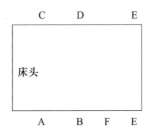

A:教学查房主持人　　　B:查体的实习医师　　　C:汇报病史的实习医师

D:病人的主管医师　　　E:其他实习医师　　　F:查房用小车

教学查房主持人和查体的实习医师、查房用小车在病床右侧,住院医师及其他医师站在病床左侧,观摩人员在床尾。

注意:如汇报病史实习医师和查体实习医师为同一人,优先选择操作站位,即示意图中 B 位置。

7.查房时间为 60 分钟。

8. 教学查房时，查房人员须穿着整齐，白衣整洁，戴白帽、口罩，佩戴胸卡；注重无菌观念，注意无菌操作；语言文明，操作轻柔，注意保护患者。在查房过程中，需综合分析收集的病例资料，正确诊断、制订诊疗计划。教师要注意采用启发式教学，激发学生的求知欲望，培养学生的临床思维，充分体现学生"学"的主动性，能耐心解答学生的问题，及时纠正学生的不足，引导学生掌握正确的学习方法。

9. 查房结束前需进行归纳总结，引导学生归纳总结学习内容和收获。

第六条 具体实施步骤。

1. 教学查房开始时，实习医师将携带的病历及有关辅助检查资料交给教学查房教师。

2. 实习医师汇报病例，内容包括：一般情况（姓名、年龄、性别、职业等），主诉、现病史、入院情况、入院后病情变化、辅助检查结果、初步诊断及治疗方案选择等。

要求：脱稿，语言流利，表达精练，重点突出，时间不超过 5 分钟。

3. 主管医师及主治医师依次补充汇报：重点补充近期病情演变，以及实习医师汇报中遗漏的情况，并提出需要解决的问题。

要求：不重复已汇报的内容，主要补充不完善部分，时间不超过 3 分钟。

4. 查房教师核实汇报的内容：通过有针对性地询问患者病史，查房教师进一步了解、掌握病情。应引导学生掌握汇报病史的要领。

5. 查体：实习医师根据病人的具体情况做重点的体格检查，特别是与疾病的诊断及鉴别诊断有关的专科检查。

6. 查房教师示范：向病人问候，请病人予以配合，并从中了解病人精神、言语、对答反应情况。根据实习医师和主管医生汇报病史中的不足予以补充询问；对患者进行重点查体，指出实习医师体检中的错误和不足，并示范正确的体检手法，特别是引导学生注意重要的阳性体征及其在病程中的变化。过程中应注意体现人文关怀，动作要轻柔。教师应言传身教，关爱病人，向病人做好病情解释和安慰工作，培养学生对病人的人文关怀和沟通能力，树立良好的医德医风。

7. 查房教师分析、讲解：回到示教室或办公室，围绕教学查房的目的，针对教学病例进行分析，建议使用多媒体。内容包括病史特点、诊断依据与鉴别诊断、重要辅助检查的意义、治疗方案的选择、形成医嘱，以及相关医学前沿信息。

要求：以问题为中心，结合"三基"进行启发式教学，注意培养学生的临床思维能力，加强双语教学的运用；注意理论联系实际，突出重点难点，条理清晰；结合病例，适当介绍学科新进展。

8. 开展引导式讨论，调动学生积极参与提问和回答。通过问答，巩固教学效果,培养学生独立分析、思考、解决临床问题的能力。

9.归纳总结:先由实习医师归纳总结学到的知识和收获,然后由查房教师综合查房全过程,总结归纳病例中应掌握的知识点,对学生在问病史、查体、讨论中出现的问题进行点评。

要求:总结本次教学查房是否达到预期的目标;点评实习医师及其他医师在教学查房中的表现,提出改进意见;查房教师说明本次查房的参考书目;根据需要,提出2~3道相关思考题,布置下一次查房内容,要求学生提前做好准备。

第七条　查房记录。

查房教师指定专人做好教学查房记录,包括查房的时间、查房教师、参加人员;病人的姓名、住院号、诊断、本次查房内容;等等,并归档保存。

第三章　小讲课规范

第八条　小讲课是针对学生实习中存在的问题和本学科的重点、难点进行选题,紧密结合临床实践开展的一项理论教学活动,能够促进学生将课堂学习到的知识与临床实践相结合,加强对基础理论的理解,提高学生的临床应用能力,拓宽学生的知识面。

第九条　小讲课要求。

1.有计划地进行小讲课,至少每两周一次。

2.授课教师由教学经验较丰富的中级或以上职称的医师担任。

3.认真设计课程,教学目标明确。

4.教师应结合自己的临床工作经验和相关学科宽广而坚实的理论基础,融会贯通授课的内容,用科学、精练、准确和生动的语言向学生讲授。

5.教师可灵活采用多种教学手段和方式,鼓励学生积极思考,培养学生的临床思维能力。

6.教师应在课前按理论课讲授的要求书写教案、讲稿和制作多媒体课件等。

7.应指定专人记录,记录上课的时间、地点、授课教师姓名和职称、题目、参加人员及主要内容。

8.应附上科室小讲课的课程安排表、教师的课件复印件、学生签到情况。

第四章　临床病例讨论规范

第十条　临床病例讨论是毕业实习阶段培养学生临床诊断、治疗、预后判断等决策思维的重要教学活动之一,是以学生为主体、教师为主导,选择适当的病例,引导和组织学生结合基础知识、基础理论展开充分讨论,以培养学生临床诊断、治疗、预后判断等临床思维能力的重要教学活动之一。

第十一条 培养学生分析和解决临床问题的能力,锻炼学生自主学习和口头表达的能力。临床病例讨论实施以启发讨论式教学方法为主,体现教师与学生互动的教学模式。

第十二条 临床病例讨论要求。

1. 至少每两周一次。

2. 病例讨论主持人一般由教学经验较丰富的副高或以上职称的医师担任。

3. 教师选择具有代表性的且临床资料比较丰富并已确诊、诊疗过程有一定悬念和深度的典型病例,有助于学生掌握基础理论、基础知识、基本技能。

4. 教师应提前向学生提供病例资料,提出讨论重点,安排学生事先分工准备,查阅教材、参考书和文献资料。

5. 教师应事先准备好发言提纲和 PPT,按教学意图引导和组织学生就教学重点展开讨论,由学生阐述自己的观点或疑点。教师要对学生的观点或疑点进行点评答疑,对所讨论的问题给予归纳总结,提出通过病例讨论应该掌握的知识和技能。

6. 病例讨论应以学生为主体,要求学生提前查阅相关资料,写好发言提纲,讨论过程中积极主动发言,参与讨论、分析。

7. 教师要指定专人记录病例讨论的全过程,包括查房的时间、地点、查房教师、参加人员;病人的姓名、住院号、病例摘要;学生讨论的发言提纲和病例讨论简要记录及教师引导和归纳的讨论要点;等等,记录后需请主持人审阅修改后留档保存。

第五章　附　　则

第十三条 本规范自公布之日起执行,由教务处负责解释。

参 考 文 献

[1] 闻德亮,丁宁.中国共产党领导高等医学教育的发展历程、辉煌成就与经验启示[J].中国高教研究,2021(8):17-25.

[2] 杜鹏,李龙.新时代中国人口老龄化长期趋势预测[J].中国人民大学学报,2021,35(1):96-109.

[3] 侯健林,廖凯举,谢阿娜,等.我国医学院校发展的回顾与展望[J].中华医学教育杂志,2021,41(12):1062-1066.

[4] 廖凯举,侯建林,于晨,等.我国普通高校临床医学专业本科教育招生规模分析与政策建议[J].中华医学教育杂志,2020,40(4):252-255.

[5] 廖凯举,王维民.我国高等临床医学教育的现状与展望[J].医学与社会,2021,34(6):124-129.

[6] 于晨,侯健林,王丹,等.我国本科医学院校布局及其区域差异性研究[J].中国卫生政策研究,2021,14(7):74-79.

[7] 侯健林,罗友晖,王志锋,等.中国普通高等医学院校办学条件及变化分析[J].中国高等医学教育,2017(12):50-51.